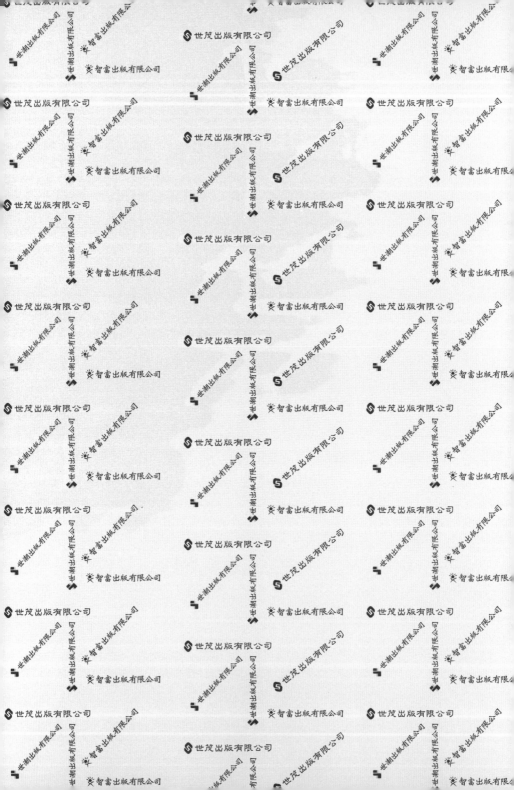

生酮飲食

維生素D

打造最強癌症療法

ビタミンDとケトン食最強のがん治療

古川健司——著

周奕君——譯

本書最想傳達的訊息

治療癌症時，讓血液中的維生素D濃度維持在正常值30ng／ml（奈克／毫升）以上，是很重要的一件事。

此外，不僅僅是治療癌症，要預防包括糖尿病、失智症、流行性感冒、過敏、骨質疏鬆症、中風、心肌梗塞、高血壓、憂鬱症等現代疾病，也要盡可能讓血液中的維生素D濃度維持在30ng／ml以上。

前言

癌症患者的共通點是維生素D不足

二〇一六年十月下旬，我出版了《免疫營養生酮飲食》一書（此指日文版出版時間，本書中文版於二〇一七年十二月由世茂出版公司在臺灣發行）。

我在書中，除了詳細介紹癌症的支持性療法「免疫營養生酮飲食」（＊），也記錄下了我自二〇一五年一月開始的「面對第四期大腸癌和乳癌的惡化復發，以強化蛋白質和ＥＰＡ（＊）的限醣飲食，改善患者生活品質的臨床研究」成果記錄下來。

（＊）支持性療法：為了減輕患者罹患癌症後隨之而來的症狀或治療所產生的副作用，所進行的預防與治療。

（＊）ＥＰＡ：化學名二十碳五烯酸，不飽和脂肪酸的一種，富含於沙丁魚、鮭魚、鯖魚等深海魚類之中。

共有十八名受試者從事該臨床研究三個月以上。在這些人中，**有五人完全治癒癌症（CR，Complete Response，完全緩解），腫瘤縮小比例為39%；除了成功抑制癌細胞之外，完全緩解的比例則高達83%以上。**儘管罹患了第四期大腸癌，體內癌細胞消失的患者比例仍占全體28%，腫瘤顯著縮小以及轉移病灶的消失，也讓手術能夠更順利進行。

同時，十八名參加該臨床研究**受試者的其中十五人，相較於僅僅以抗癌藥物治療的患者，據統計顯示，其三年存活率有顯著的提升。**

然而，我和癌症的對決還沒有結束，因為我的終極目標尚未達成，也就是透過實行免疫營養生酮飲食，讓所有腫瘤縮小的病患，進一步達到體內癌細胞完全消失的結果。這就是我在這場斷絕癌細胞營養來源的治療戰役中，持續尋找失落的一角的故事。

還缺少什麼呢？那到底會是什麼呢？我每一天都默默探索著。

終於，我在《免疫營養生酮飲食》一書中登場的案例A先生身上有了驚人的發現。

A先生二十六歲，是位多發性肝癌患者，原始病灶則位於胰臟。他在被癌症專科醫院宣告「最多只能再活一個月」之後，當即轉院來到我任職的多摩南部地區醫院。A先生在使用抗癌藥物的同時，也嚴格實行「免疫營養生酮飲食」，隨後以幾乎顛覆醫學常識的驚人速度逐步好轉。他在治療過程中還參加了正式的腕力大賽，且屢屢名列前茅。A先生發現罹癌一年後，在PET（正子斷層掃描）和CT（電腦斷層掃描）的精密檢查下，獲得了「肝臟找不到任何癌細胞」這樣令人驚喜的結果。

然而，我在不久之後就了解到，A先生的癌細胞並不是消失，只是停止了活動。但癌症要復發，其實花不了太多時間。

因此，要嚴格限制患者攝取會給予癌細胞養分的醣類，強化營養與免疫機能指標的白蛋白，加強能降低癌症患者惡液質（源於營養失調的衰弱狀態）作用的EPA，同時以酮體取代葡萄糖產生能量，來抑制癌細胞增生的活性氧，這些都是如今已知相當成熟的臨床療法。儘管如此，A先生的腫瘤也並不是一直安分著的。

於是我忍不住開始思考，這是否意味著A先生的體內，並不具有殺死癌細胞，也就是對抗癌症的免疫力呢？

於是，我對A先生進行血液中維生素A與維生素D的濃度檢測。這兩種營養素具有引導癌細胞凋亡（Apoptosis，又稱計畫性細胞死亡）的功能。

他的檢測結果讓我大吃一驚。血液中維生素A濃度雖在正常範圍，但維生素D卻落在幾乎難以檢測的稀少數值。

「難道說……」我再次檢測了其他癌症患者體內維生素D的濃度，結果沒有一個人是正常值。在被檢測患者之中，5％的人血中維生素D濃度不足；95％和A先生一樣是維生素D缺乏症。而且，連病情完全緩解或痊癒五年以上的患者，也幾乎都出現了缺乏維生素D的現象。

這便是即使治癒了癌症，卻未能改變罹癌體質的真實情況。

因此除了A先生之外，我也建議其他患者盡量補充維生素D補充劑。日本國內所訂定的維生素D每日攝取量上限，事實上根本達不到正常值。

健康的人也缺乏維生素D

接下來，我檢測了院內五十位年輕護理師血液中維生素D濃度，試圖確認維生素D缺乏症為癌症患者特有的營養不足症狀。可想而知，我的設想是：「未罹患癌症的人血中維生素D濃度一定是正常值」。

可是，我得到了出乎意料的結果。在五十位護理師當中，四十七人有維生素D缺乏症、剩下三人為不足，沒有人是正常值。

雖說醫院工作繁重，值勤班表又不規律，但這些護理師表面上看來健康情形都很良好。儘管如此，仍有高達94％的人員都被檢測出維生素D缺乏症，其比例和有維生素D缺乏症的癌症患者幾乎一致。

這個結果驅使我走向更大的研究主題，這個主題超越了癌症治療過程中攝取維生素D的重要性，而是包括癌症在內的現代疾病中，維生素D缺乏症所扮演的關鍵角色。

事實上，近來的現代疾病以讓人猝不及防的態勢一一降臨——糖尿病、骨質疏鬆症、憂鬱症、花粉症和異位性皮膚炎等過敏症、失智症、類風濕性關節炎，以及癌症……人們直到最近才逐漸發現，不計其數的現代疾病原來都和缺乏維生素D有關。

若要深究其原因，涉及的面向相當廣泛。維生素D是人在曬太陽後，皮膚所合成的營養素，而顯然，現代人愈來愈少曬太陽是缺乏維生素D的一大因素。其他諸如飲食西化、攝取過量碳水化合物，加上過於便利的生活模式與壓力累積，也凸顯現代人需要調整飲食習慣與生活模式，以及加強攝取維生素D以預防現代疾病的重要性。

在這本書中，我將以自己曾公開發表的研究，完整闡述癌症患者同時嚴重缺乏維生素

D的真實情況；另一方面，我也會指出糖尿病、失智症、憂鬱症、過敏等現代疾病之間共通的癥結點，並向各位介紹預防之道。

最後，那位引領我發現珍貴研究關鍵的A先生，在進行維生素D的血液檢測後不久就過世了。

我衷心祈禱他在另一個世界的安寧。

目錄

前言

癌症患者的共通點是維生素D不足　3／健康的人也缺乏維生素D　6

第一章　癌症患者缺乏維生素D

新型營養失調源自缺乏維生素D　16／檢測血液中維生素D的濃度　17／癌症患者血液中的維生素D濃度　19／癌症復發群和無復發群的血液中維生素D濃度差異　20／維生素D不足會導致癌細胞失控　22／維生素D在癌症治療上發揮的四大功效　24／維生素A有助維生素D發揮作用　26／攝取維生素A的注意事項　27／世代研究也明確指出維生素D不足與癌症的關聯性　29／不同身體部位的罹癌風險　31／國外的研究結果　32／鈣質對大腸癌的抑制效果　35／世代研究中的大腸癌風險　36／維生素D可降低乳癌

發病風險　39／「三陰性乳癌」與維生素Ｄ　42／夜間工作與乳癌的關係　43／褪黑激
素的抗癌作用　44／前列腺癌和維生素Ｄ　45／胰臟癌和維生素Ｄ　47／肺癌和維生素
Ｄ　49／曬太陽合成維生素Ｄ與皮膚癌病變風險　51／治療癌症、預防復發時，血液中
維生素Ｄ濃度是多少？　53／該如何攝取維生素Ｄ？　55／使用輔助食品補充癌症患者
的維生素Ｄ　57／攝取維生素Ｄ時的注意事項　59

第二章　了不起的維生素Ｄ

日本厚生勞動省關於維生素Ｄ的調查報告　62／日本女性普遍維生素Ｄ不足　65／兒童
的維生素Ｄ足夠嗎？　67／全球性維生素Ｄ不足現象　69／維生素Ｄ補充劑遍布國外高
緯度地區　72／維生素B_1和維生素Ｃ　73／維生素Ｄ不足和死亡沒有直接關係　74／現
代人普遍維生素Ｄ不足的原因　76／維生素Ｄ是一種人體荷爾蒙　80／維生素Ｄ的三種
生理作用　83／血壓上升時分泌調節荷爾蒙　84／分化誘導　84／調節免疫細胞　85／
和癌症及過敏有關的Ｔ細胞　86／ＮＫ細胞　87／樹突細胞　88／先天免疫系統　89／
Ｂ細胞　90／流行性感冒和維生素Ｄ　91／氣喘與呼吸道感染　92／為何結核病例逐年

增加？　94／過敏症和維生素D　95

第三章　維生素D與現代疾病

停滯不前的「健康壽命」　100／預防癌症就是預防各種疾病　102／癌症與糖尿病的密切關係　105／除了癌症，糖尿病所引發的其他致死疾病　108／糖尿病和維生素D　109／癌症最大成因來自飲食習慣　111／長野縣民之所以長壽的理由　114／蕈類富含維生素D　117／日本男性最長壽地區——橫濱市青葉區　118／東京都世田谷區的案例　120／長壽卻維生素D嚴重不足　121／長野縣民也有維生素D不足的問題　124／DHEA和脂聯素　125／維生素D也是長壽荷爾蒙　126／維生素D不足導致肌力低下　128／骨質疏鬆症和維生素D　131／腦血管及心血管疾病　134／心臟疾病和維生素D　135／腦血管疾病和維生素D　137／憂鬱症和維生素D　139／失智症和維生素D　141／生酮飲食預防失智症和阿茲海默症　144／生酮飲食影響認知功能的調查報告　145

第四章　維生素D＋免疫營養生酮飲食——最強的癌症療法

超乎預期的效果　150／酮態和酮酸血症　151／廣獲學界認同的生酮飲食功效　153／生酮飲食和卡路里限制飲食的差異　154／50％限醣　157／半生酮飲食　157／生酮飲食～超生酮飲食　158

免疫營養生酮飲食病例

病例一　女性，三十四歲。第四期乳癌術後淋巴轉移及骨轉移　161
病例二　女性，五十八歲。第四期三陰性乳癌術後皮膚及淋巴轉移　163
病例三　女性，四十歲。第四期乳癌術後多發性肝臟轉移　164
病例四　男性，四十歲。第四期胰臟癌術後淋巴轉移　166
病例五　男性，四十九歲。第四期胰臟癌術後局部復發　168
高齡患者病例　169
病例六　男性，八十四歲。第四期大腸癌、直腸癌術後多發性肺轉移　170
病例七　女性，七十八歲。第四期大腸癌術後腹膜播種　172

病例八　女性，八十歲。第四期胰臟體部癌肝臟轉移　173
病例九　女性，八十七歲。第四期肺炎術後復發　175

第五章　「雲霄飛車式血糖」的恐怖

擅自進行「生酮飲食」和「超生酮飲食」的危險性　180／極端限醣的危險性　181／難以察覺的雲霄飛車式血糖＝血糖值尖峰　183／臨床研究案例　186／極端限醣的優點和缺點　191／國際臨床研究案例　194／避免雲霄飛車式血糖的肝醣超補法　195／在飲食上抒發壓力的重要性　197／餘蔭效應　198／覺悟的必要　199

結語

結語　203

第一章

癌症患者缺乏維生素D

新型營養失調源自缺乏維生素D

「新型營養失調是現代疾病的溫床。」我想大多數人聽到這句話，應該都會想了解更多資訊。

姑且不論那些飽受飢餓所苦的非洲地區難民，在如今糧食充足的時代，按理說，在營養補給上應該都相當充足。

若是如此，為何還會發生營養失調的現象呢？

所謂的現代疾病，起源於伴隨都市化及產業化而轉變的生活習慣與環境。尤其是近年來，包括癌症，糖尿病、失智症、流行性感冒、花粉症及異位性皮膚炎等過敏症、骨質疏鬆症、腦中風、心肌梗塞、高血壓，以及普遍存在於高壓社會中的憂鬱症……罹患上述疾病的病患逐年增加。然而這些現代疾病幾乎都有一個共同特徵：**缺乏某種關鍵的營養素**。這個結論也在近年來獲得研究證實，答案正是**維生素D**。

我致力推廣將「免疫營養生酮飲食」作為癌症支持療法，對我來說，也重新認識了維生素D的重要性。因此，我在對癌症患者說明治療過程中所需補充的營養素時，也會引導他們多方攝取維生素D補充劑。如同我在前言所提到的，患者體內的維生素D含量可說已經達到嚴重不足的程度。

檢測血液中維生素D的濃度

維生素D在癌症治療過程中到底有多重要？為何預防癌症也等同預防其他許許多多的現代疾病？箇中緣由我將在後文進行說明，請各位先參考十八頁的圖表1。

這是我在二〇一八年一月，以「癌症患者的維生素D不足與治療」為主題，於日本病態營養學會所發表的臨床研究結論。

研究對象為我任職醫院中的一四六名癌症患者，其中也包括術後逐漸康復的患者。患者的平均年齡為六十九．九歲，分別罹患大腸癌等六種不同癌症。我調查的是他們體內「血液中25-OH維生素D」的濃度。

首先要說明「血液中25-OH維生素D」濃度，各位可能會對這個名詞感到有點陌生。

	患者數（人）	血液中25-OH維生素D不足20ng／ml的患者數	平均血液中25-OH維生素D濃度（ng／ml）
大腸癌	93	88	15.3
胃癌	29	28	11.9
胰臟癌	10	9	13.2
乳癌	10	4	21.1
肺癌	2	2	15.5
腦癌	2	1	21.0
合計	146	132	14.1

圖表1　癌症患者血液中25-OH維生素D濃度

來源：古川健司〈癌症患者的維生素D不足與治療〉（がん患者におけるビタミンD欠乏の状況と治療）

營養素維生素D來自紫外線合成，或由食物中攝取，在肝臟會代謝成「25-羥基維生素D」，這種代謝物就被稱作「25-OH維生素D」。

但是，維生素D在這個階段還無法發揮作用。25-OH維生素D必須先經由腎臟轉換成具活性的血中代謝產物「1,25－二羥基維生素D」（1,25-OH2維生素D），才能在人體內發揮功效（不過近來研究證實，25-OH維生素D不只經由腎臟，也會直接進入成骨細胞和副甲狀腺組織，代謝成具活性的1,25-OH2維生素D）。

血液檢查並非為了檢測這種具活性的1,25-OH2維生素D濃度，而是要確認原本25-OH維生素D濃度，如此一來，才能更正確掌握體內可發揮作用的維生素D含量。

血液中維生素D濃度的正常範圍是30～100 ng／ml（奈克／毫升，1奈克＝10億分之一克），**若沒達到前述範圍為「維生素D不足」，低於20 ng／ml的情況則是「維生素D缺乏症」**（後文中關於血液中維生素D濃度未特別說明時，即指25-OH維生素D）。

癌症患者血液中的維生素D濃度

大致了解之後，讓我們再看回圖表1。各位可以一目了然地看到相當驚人的結果。全體受試患者中，有高達90％即一三二名患者有維生素D缺乏症，血中維生素D濃度的平均值僅14．1 ng／ml。

其中，罹患胃癌和胰臟癌的患者，幾乎全部有維生素D缺乏症。平均濃度分別為胃癌患者11．9 ng／ml、胰臟癌患者13．2 ng／ml，更低於全體的平均濃度。

這兩類癌症患者的濃度之所以特別低，是因為胃和胰臟均為負責消化機能的臟器，因此會影響維生素D的吸收。

此外，由此也可知，並非隸屬消化系統癌症的乳癌和腦癌患者，儘管其血液中維生素D平均濃度偏低，卻仍維持在21ng／ml，算是免於維生素D嚴重不足的問題。

然而無論是哪一類癌症患者，血液中維生素D濃度都不足，這也正是檢測結果所顯示的，癌症患者幾乎都有維生素D缺乏症。

癌症復發群和無復發群的血液中維生素D濃度差異

基於前述研究結果，使我接下來開始思考，術後癌症復發的患者和無復發患者的血中維生素D濃度，彼此之間的差異為何？我的研究對象大多是我的患者，他們全都是曾經歷手術的大腸癌和胃癌患者。

我將詳細過程記錄在這本書的後記中。維生素D和維生素A的加乘效果，可以調節免疫機能，也有誘導癌細胞自然凋亡的作用。

正因如此，我最初的設想是復發群的血中維生素D濃度偏低，無復發群的濃度則維持在一定的範圍。

然而，我卻得到了出乎預料的結果。

由二十三頁的圖表2可看出，接受血液中維生素D檢測的九十三名大腸癌患者之中，有二十三名復發患者的平均血液中濃度為16．8ng／ml，屬於維生素D缺乏症；不過其他七十名無復發患者卻超乎我原本的設想，他們的平均濃度為15．2ng／ml，相較於復發群來說，血中維生素D的濃度更低。

另一方面，二十九名胃癌患者當中，有八名復發患者的平均血中濃度為11．4ng／ml，其他二十一名無復發患者的平均濃度為12．1ng／ml。

從以上結果可知，無論是大腸癌或胃癌、復發或無復發群，其檢測出的血液中維生素D濃度並在統計上沒有顯著的差距，即使是未復發的患者，血液中維生素D仍嚴重不足。

亦即，對於癌症患者來說，即使症狀緩解或消失，體質卻並未改變，癌細胞的危險因子仍潛伏體內，我從研究中逐步得出了這個結論。

維生素D不足會導致癌細胞失控

我們體內約由六十兆個細胞所組成，在基因的作用下，細胞會反覆進行「計畫性細胞死亡」，藉由這個過程，可以引導受損細胞自動進入死亡程序，作為新細胞誕生的基礎。這種生物體內「計畫性細胞死亡」的機制，也被稱作「細胞凋亡」。如果沒有這樣的機制，我們的身體就無法保持在健康狀態。

我們也可以透過體內每天運作的細胞自然凋亡機制，將令人嫌惡的癌細胞引導進入自動死亡程序。可是，一旦基因發生異常，細胞凋亡的功能就會衰退，癌細胞也將一口氣增生。這就是所謂癌症的真面目。

如同我在前言所提到，缺乏維生素D是導致癌細胞失控的主要原因。我也是在臨床研究中才慢慢發現此事。

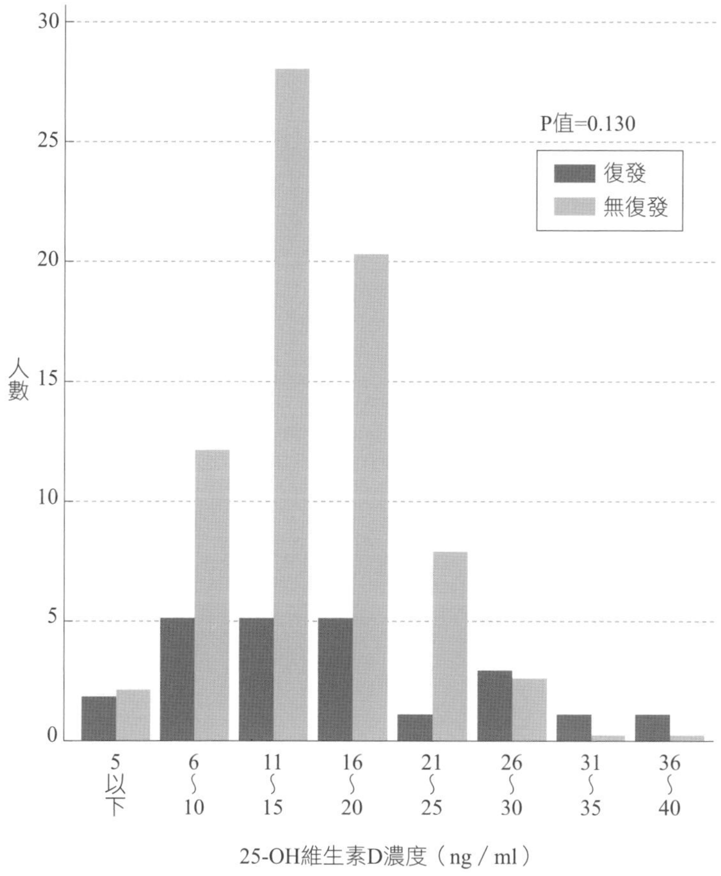

93名大腸癌患者之中	25-OH維生素D濃度（ng／ml）
復發（23人）	16.8±9.2
無復發（70人）	15.2±5.2

圖表2　大腸癌患者中復發、無復發者的血液中維生素D濃度

來源：古川健司〈癌症患者的維生素D不足與治療〉

維生素D在癌症治療上發揮的四大功效

為什麼加強攝取維生素Ｄ，在治療癌症的過程中十分重要？
維生素Ｄ對癌細胞造成的影響，主要可以分為下列四種：

①抑制癌細胞增生
②促進癌細胞的細胞凋亡
③抑制癌細胞的血管新生
④抑制細胞自噬作用

接下來依序向各位說明。

①「抑制癌細胞增生」，指的是活性維生素Ｄ（前面提到的1,25-OH2維生素Ｄ）透過

與癌細胞細胞核中的「維生素D受體」結合，進而抑制癌細胞增生（受體是接收來自特定物質訊息，讓細胞機能產生變化的一種蛋白質）。

也有研究報告指出，維生素D抑制癌細胞增生的作用，能有效治療前列腺癌、大腸癌、乳癌、血液循環腫瘤細胞等各類型癌症。

②**「抑制癌細胞增生」**如前面所提到的，是癌症治療中不可或缺的一步。

③**「血管新生」**意指身體組織在自身成長、維持生命正常機能的目的下，為了獲取必需的營養與氧氣，以原有的血管系統為基礎，發展出新的血液供應系統。這種機制常見於傷口癒合、新生兒及兒童成長階段，但麻煩的是，癌細胞為了生存與增殖，也會進行血管新生。

而經證實，維生素D能抑制癌細胞透過血管新生獲取養分的作用。

④**「細胞自噬」**，則是細胞對自身細胞內異常蛋白質進行分解、回收的機制。也被視

為一種為了生存的「自食」作用。

諷刺的是，癌細胞也會為了生存「自食」，分解自己不需要的蛋白質。癌症形成後，癌細胞獲取營養的代謝機制會變得活躍，細胞自噬的活性也被活化。這也表示，細胞自噬原本是為了幫助細胞正常活動的機制，卻促進了癌細胞的成長。

維生素D也具有抑制癌細胞的細胞自噬、增生作用。

維生素A有助維生素D發揮作用

在「促進癌細胞的細胞凋亡」的過程中，除了維生素D，還有一種不可或缺的重要營養素——維生素A。

維生素A可以保護皮膚與黏膜、增強免疫功能，還能改善夜盲症與乾眼症。

事實上，已經有研究指出，在維生素A與維生素D的共同作用下，可以促進癌細胞在分裂過程中的細胞凋亡。因此在治療癌症時，除了維生素D，也需要維生素A的參與。

豬及雞的肝臟中都富含維生素A，也可以由南瓜或胡蘿蔔等黃綠色蔬菜中的β－胡蘿蔔素來合成。由於β－胡蘿蔔素只會合成人體必需的維生素A，因此即使攝取過多的黃綠色蔬菜，也不會有維生素A過多症的問題。

攝取維生素A的注意事項

不過，攝取維生素A時，必須注意兩個問題：

首先，每個人透過黃綠色蔬菜中β－胡蘿蔔素來合成維生素A的能力不同，有些人的合成能力較弱。有研究報告指出，在相關實驗的受試者當中，有27～45％的人體內合成維生素A的能力明顯較差。

另一個問題是服用維生素A補充劑的弊病。維生素A酸是一種來自維生素A的代謝物質，可用於抗癌藥物等疾病治療方法中。

這也表示，服用維生素A補充劑具有一定的危險性。維生素A攝取過量可能會出現腹痛、嘔吐、關節痛、食欲不振、掉髮、骨質疏鬆等症狀。最具代表性的例子就是「Finland shock」此一研究報告。

一九九四年，科學家針對預防肺癌而攝取用來合成維生素A的β－胡蘿蔔素補充劑，在芬蘭進行大規模的臨床實驗。實驗結果令人震驚，受試者的肺癌發病率反而翻倍成長。

在此，我並不推薦各位服用維生素A補充劑，所幸我們在肝臟類食物中即能攝取到足夠的量。而且即使從食物中攝取較多的維生素A，多餘的也會先貯藏在人體肝臟中，因此不需要每天補充。

即使是β－胡蘿蔔素合成維生素A能力較差的人，以攝食烤雞肝為例，每週吃個一～二串（30～60g），也能在肝臟中貯藏足夠的維生素A。

事實上，我在本章一開頭就曾提到，我任職醫院中一四六名癌症患者，有大部分血液中維生素D濃度都偏低，多有維生素D缺乏症或不足，但血中維生素A濃度卻十分正常。

正因如此，我對於補充維生素A的看法是，只要多吃黃綠色蔬菜，並定期攝取肝臟類的動物性食品就可以了。

世代研究也明確指出維生素D不足與癌症的關聯性

問題還是在於缺乏維生素D。這也表示，大多數癌症患者當中，不論是緩解、惡化，還是復發，都和維生素D缺乏症有關。接下來，我將進一步說明加強維生素D的補充在癌症治療上所達到的效果。

我在臨床診查之餘，也持續研究大量的國外臨床文獻。

我們的日常生活習慣，到底和癌症及腦中風等現代疾病有著怎麼樣的關聯？針對這項長期調查研究，全日本十一所保健所、國立癌症研究中心和國立心臟病學研究中心，共同展開了「多目的世代研究」（JPHC Study）。所謂「世代研究」（Cohort Study），是將暴露在某種疾病風險下的群體，以及未暴露在該疾病風險下的群體作為對照，進行長期追蹤觀察；同時探討該致病因子與日後疾病發生的關聯，是一種預測性研究方法。

這項多目的世代研究從一九九〇年至一九九五年間，針對四十～六十九歲的男性和女性共三萬四千人進行健康檢查，採集並保存血液，觀察血液中維生素D濃度與罹患癌症風

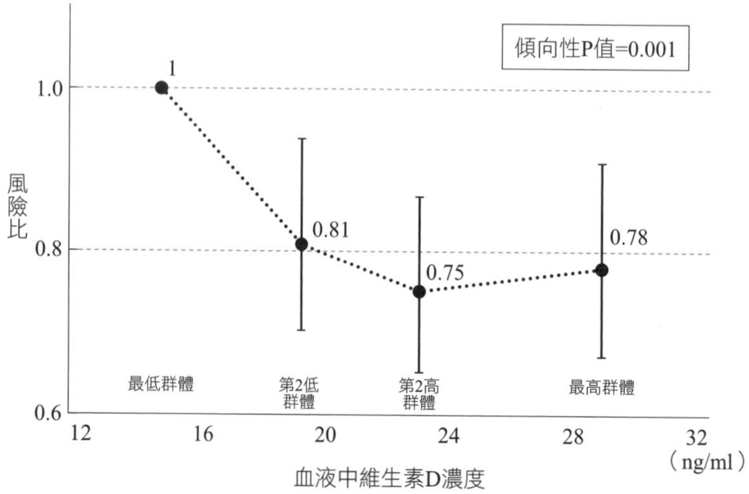

圖表3　血液中維生素D濃度與罹癌風險

來源：https://epi.ncc.go.jp/jphc/outcome/8099.html

險的關聯性。這項調查一直持續追蹤至二〇〇九年。

在這段期間，有三七三四人罹患癌症。同時，從並未出現癌症症狀的人當中，隨機挑選出四四五六人作為對照組。

調查結果如圖表3。

血液中維生素D濃度最低群體的風險比（Hezard Ratio，相對危險性比較，為統計學上用語）為1，依序區分為濃度第2低，以及濃度第2高、濃度最高的群體。如圖所示，濃度第2低群體的風險比為0・81，第2高群體為0・75。

以濃度第2高群體來看，比起濃度最低的群體，可知出現癌症症狀的風險減少

25％。

相較之下，血液中維生素D濃度最高群體的風險比為0．78（風險減少22％）。雖然比濃度第2高群體風險比略高，但這在統計學上並不被視為有顯著的差距。這個研究主要說明了人體內血液中維生素D維持在一定濃度以上，即有抑制癌症發病的效果。

不同身體部位的罹癌風險

接著在三十三頁圖表4，可以看到身體不同部位的癌症罹患風險，以血液中維生素D濃度最低族群為基準，呈現與濃度最高族群的風險比。

由圖表中可見，肝癌和乳癌、膽道癌、淋巴瘤、肺癌等癌症的風險比明顯不同。其中，肝癌的風險比為〇．四五，這表示血中維生素D濃度維持在30ng／ml以上，發病風險下降55％。

另一方面，甲狀腺癌和白血病在風險比上，並未得出在統計學上有意義的差距。此外，胃癌和胰臟癌、大腸癌等消化器官癌症患者也一樣，儘管和對照組比較起來，血液中維生素D濃度略低，但風險比上並無有意義的差距。

前面提過的，內臟器官主司人體內的消化與吸收，所以也被認為是維生素D的吸收出了問題。

儘管如此，為何在與對照組的比較之下，風險比卻並未出現有意義的差距呢？

這可能是因為對照組群體的血液中維生素D濃度平均值也偏低。

我們由此得出一個可能的結論，未出現癌症症狀的人也和癌症患者一樣，有維生素D不足或缺乏的情況。

國外的研究結果

許多國外研究都顯示，大腸癌和乳癌的發作風險來自維生素D補充不足。

二〇〇四年，哈佛大學的費斯卡尼奇（Diane Feskanich）博士等人進行了三年的研究，追蹤調查血液中維生素D濃度和大腸癌發作風險，以下說明該調查的臨床結果：

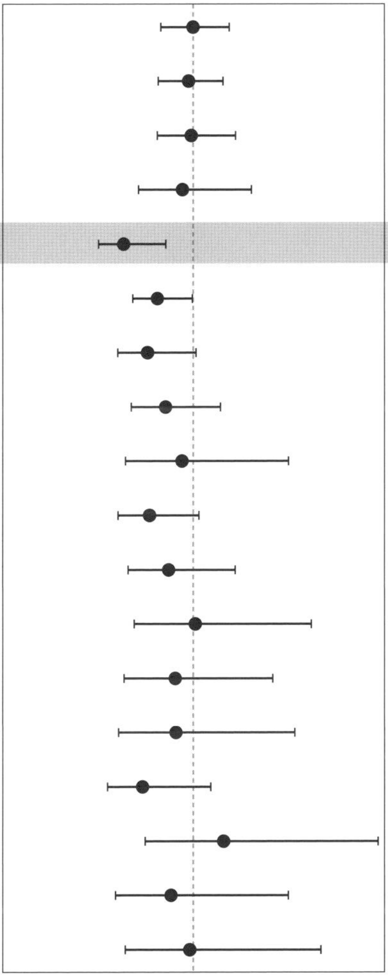

	最低vs最高風險比※	傾向性P值
胃	0.99（0.76-1.29）	0.88
大腸	0.95（0.73-1.23）	0.48
結腸	0.98（0.72-1.33）	0.68
直腸	0.92（0.58-1.46）	0.66
肝臟	0.45（0.26-0.79）	0.006
肺	0.72（0.52-1.00）	0.06
前列腺	0.64（0.41-1.02）	0.07
乳房	0.78（0.51-1.21）	0.12
食道	0.91（0.47-1.75）	0.83
膽道	0.65（0.40-1.04）	0.09
胰臟	0.80（0.49-1.33）	0.39
白血病	1.01（0.53-1.92）	0.91
腎臟	0.85（0.45-1.62）	0.61
膀胱	0.85（0.41-1.79）	0.64
淋巴瘤	0.60（0.32-1.13）	0.13
甲狀腺	1.22（0.61-2.45）	0.59
子宮	0.82（0.38-1.75）	0.63
卵巢	0.96（0.46-2.00）	0.92

※將血液中維生素D濃度最低群體視為1的情況下，與最高群體的風險比。

圖表4　血液中維生素D濃度與身體各部位罹癌風險

來源：https://epi.ncc.go.jp/jphc/outcome/8099.html

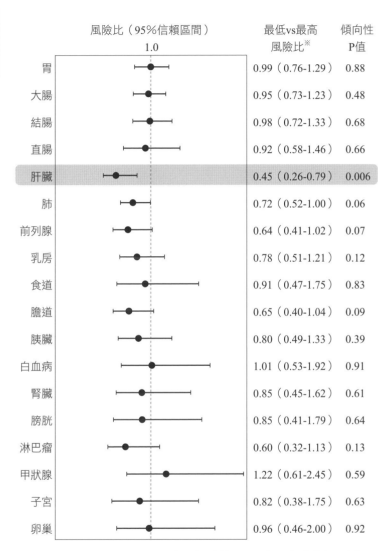

血液中維生素D濃度低於30ng/ml的人，比起高於該濃度的人，大腸癌發作風險提高達兩倍。

此外，《美國預防醫學期刊》（*American Journal of Preventive Medicine*）於二〇〇七年刊登了加州大學戈勒姆博士（Edward D. Gorham）的研究，其中指出，血液中維生素D濃度高於33ng/ml的人，比起低於12ng/ml的情況，罹患大腸癌的風險要低50％。

相關的研究還包括哈佛大學的安克博士於二〇〇八年發表、長達十一年的追蹤調查報告，報告中指出，血液中維生素D濃度通常較高的人，即使出現大腸癌症狀，死亡風險也偏低。

美國的傅利曼博士等團隊，針對年齡在十七歲以上的一萬六八一八名受試者進行調查，當中共有五三六人因大腸癌死亡，團隊將這些人血液中維生素D濃度分為三個區間進行研究。

經過長達十二年的追蹤調查後，結果顯示，血液中維生素D濃度未滿20ng/ml的患者死亡機率在100％的情況下，20～30ng/ml為44％，30ng/ml以上為28％，死亡人數明顯減少。

在許多國外研究佐證下，可知大腸癌正是維生素D得以發揮最大功效的癌症之一。

鈣質對大腸癌的抑制效果

維生素D在治療大腸癌上特別有效的原因，除了前文提到維生素D對於細胞的四個作用之外，也包括維生素D有幫助吸收鈣的功能。因此，鈣也是在預防大腸癌過程中發揮重大作用的角色。

在預防大腸癌的機制上，鈣質先經由腸道吸收之後，會刺激腸道內腔的上皮細胞，使其活化。藉由這個過程，腸道中易致癌的脂肪酸或次級膽汁酸，會被鈣質吸附，進而阻止癌細胞的增生與分化。

鈣質抑制大腸癌的效果，也有來自日本國立癌症研究中心問卷調查的進一步佐證。調查對象包括四十五歲到七十四歲男女。研究人員詳細調查每一位受試者的飲食習慣之後，計算出鈣質與維生素D的每日攝取量，接著再統計不同受試群體五年來大腸癌的發

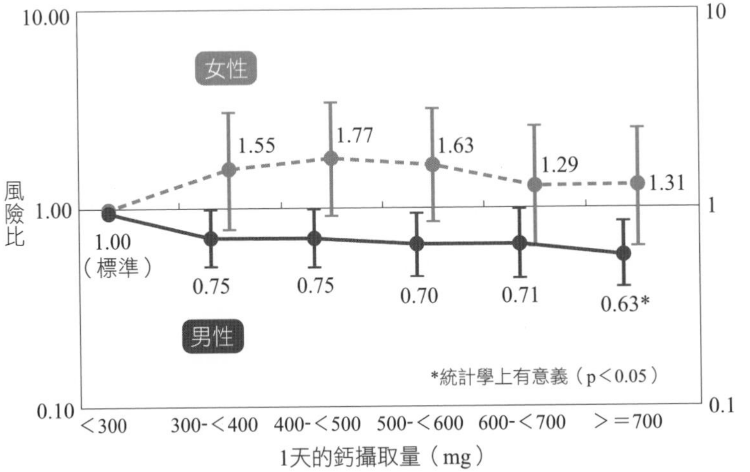

圖表5　鈣攝取量與罹患大腸癌的危險程度

來源：Ishihara J「Dietary calcium, vitamin D, and the risk of colorectal cancer.」

生機率。

調查結果顯示，鈣攝取量（一日700mg以上）較多的男性，罹患大腸癌的風險降低40%（圖表5）。雖然在女性受試者身上並未觀察到有意義的關聯，不過調查結果仍舊顯示，攝取有助於吸收的維生素D，對於男性的大腸癌預防有一定的成效。

世代研究中的大腸癌風險

針對這個結果，前述的多目的世代研究也對血液中維生素D濃度與大腸癌發作風險的關聯性展開調查。

將保存用血液的血液中維生素D濃度，從

最低到最高分為四個群體，比較各自罹患大腸癌的風險。如三十八頁圖表6所示，血液中維生素D濃度較高的男性，風險降至20～30%；至於女性，則幾乎看不出維生素D與大腸癌風險的關聯性。

另一方面，如果分別調查大腸其他部位，可明顯看出直腸癌及結腸癌與血液中維生素D濃度的關係。特別是直腸癌。

三十八頁圖表7中，將血液中維生素D濃度最低群體視為1，依男性、女性各自分為第二群體、第三群體和最高群體共四組，並以危險對比值（Odds Ratio，OR）來表示維生素D與罹患直腸癌的風險關係。

所謂危險對比值，意指將兩個事件中某事件發生機率量化後的數值。在未罹患直腸癌的人，和罹患直腸癌的人這兩個群組中，危險對比值高於1代表風險上升，低於1代表風險降低。

從圖表中可發現，直腸癌的危險對比值中，血液中維生素D濃度較高的男性與女性（尤其是男性）明顯偏低。

從這個結果來看，我判斷維生素D在人體內充分合成，是罹患大腸癌等癌症風險降低

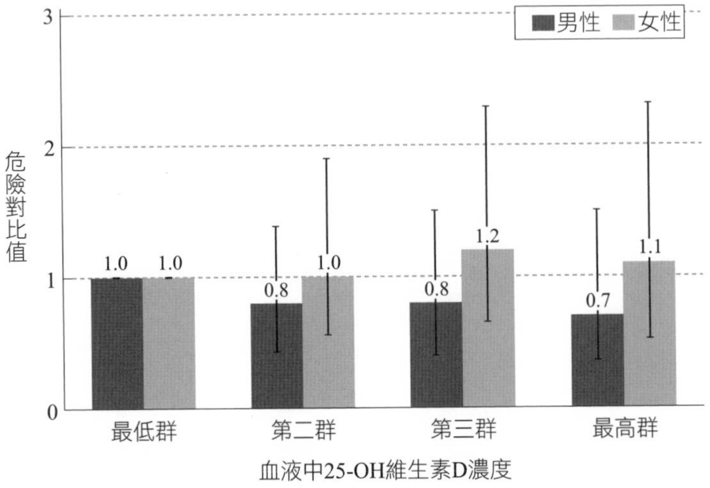

圖表6　維生素D與罹患大腸癌的風險

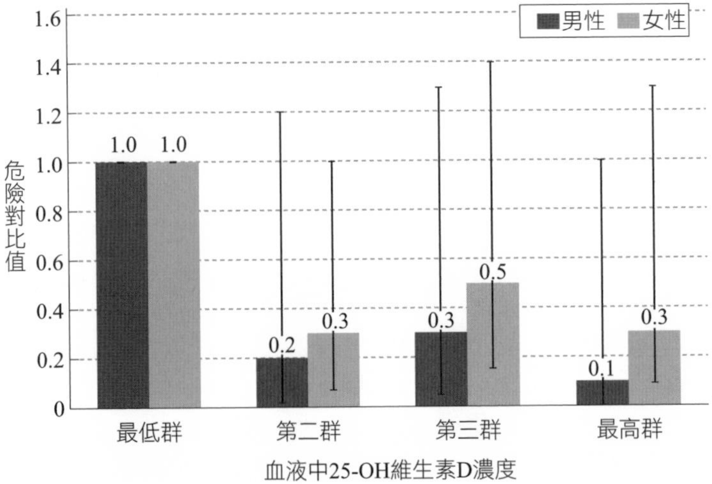

圖表7　維生素D與罹患直腸癌的風險

來源：Otani T, Br J Cancer 97(3): 446-51, 2007.

的原因。

維生素D可降低乳癌發病風險

另一方面，乳癌是最好發於女性的癌症。在日本女性中，約十一人就有一人；美國女性中，約八人就有一人出現症狀。全球乳癌患者新增速度之快，幾乎已成為全球性問題。在這當中，以牛肉與乳製品為代表的歐美化飲食習慣，也被視為乳癌發病的一大原因。

乳癌的發生，和一種名為雌激素（estrogen，又稱動情素）的女性荷爾蒙有很大的關係。雌激素會透過與乳癌細胞的雌激素受體結合，促進癌細胞的分裂與增生。五十歲前後為乳癌發病的高峰，停經後，伴隨雌激素濃度下降，發病率也隨之降低。

事實上，許多國外研究都明確指出，不只是大腸癌，乳癌的發作風險也和血液中維生素D濃度關係密切。

二〇〇六年四月，美國癌症研究協會發表了以一七六〇名女性為調查對象，針對提高維生素D攝取量與乳癌發作風險大幅下降的研究報告。

維生素D濃度	52 ng / ml以上	不滿13 ng / ml
罹患乳癌風險	0.5	1

圖表8　維生素D與罹患乳癌的風險

來源：Garland CF「Vitamin D and prevention of breast cancer: pooled analysis.」

四十頁圖表8中，將血液中維生素D濃度未滿13 ng／ml的維生素D缺乏症族群乳癌發病率視為1，統計出52 ng／ml以上高濃度族群的發病風險。由表中可知，血中維生素D濃度在52 ng／ml以上群體的乳癌發病率，比維生素D缺乏症族群降低了一半。

此外，加拿大多倫多大學古德溫博士（Pamela Goodwin）等研究團隊，在一九八九至一九九六年間以五一二名診斷出乳癌的患者為對象，展開長達十一年的追蹤調查，並於二〇〇八年美國臨床腫瘤學會（American Society of Clinical Oncology，ASCO）上發表調查報告。

研究發現，五一二名乳癌患者的血液中維生素D濃度，已達缺乏症的有一九二人、濃度不足者為一九七人、達正常值以上的有一二三人，總計76％乳癌患者低於正常值，將近40％為缺乏症。

這五一二名研究對象都曾接受乳房切除或腫瘤切除手術，在追蹤調查期間，其中一一六人乳癌復發、一〇六人因此過世，這也被認為和患者血液中維生素D濃度缺乏或不足有關。

古德溫博士團隊也指出，乳癌好發的低年齡（五十歲以下）、BMI指數〔身體質量指數，體重（公斤）/身高^2（公尺^2）〕較高，以及高腫瘤分級（grade）等主要因素，都導致了維生素D不足。

研究團隊進一步針對血液中維生素D濃度正常和缺乏的群體展開調查，比較雙方在術後五年與十年的無轉移率和存活率。

術後十年的調查結果如下：

正常群體＝無轉移率83％、存活率85％

缺乏群體＝無轉移率69％、存活率74％

正常群體和缺乏群體在統計上存在有意義的差距。這表示，即使在預後，血液中維生素D的濃度也在很大程度上影響著患者。

「三陰性乳癌」與維生素D

談到乳癌，最令人聞之色變的就是「三陰性乳癌」（triple-negative breast cancer，TNBC）。

這是指癌細胞上缺乏三種蛋白質，包括女性荷爾蒙中雌激素與黃體素的受體，以及與癌細胞增生有關的第二型人類上皮生長受體（HER2）。當癌細胞上三種受體的表現都呈陰性（即沒有表現），就被稱作「三陰性乳癌」。

三陰性乳癌的患者在使用其他類型乳癌病患常用的「荷爾蒙療法」及標靶治療的效果都不佳，預後也容易惡化、復發。這類患者約占全體乳癌患者的10～15%，特別是患者體內的維生素D濃度都偏低。

然而，積極攝取維生素D，能夠幫助治療及預防三陰性乳癌。

在國外就有這樣的病例。

經由病理組織檢查診斷出三陰性乳癌和乳癌復發，到進行乳房切除手術的三個星期，利用這段期間，每日補充250μg（微克，1微克＝百萬分之1克）的維生素D，並嚴格實行後文提到的生酮飲食（維生素D的國際重量單位是「IU」，日本以μg表記，1μg＝40 IU）。

其後結果顯示，在癌細胞表面發現了黃體素的受體，這也在手術後的病理組織檢查中獲得進一步證實。

夜間工作與乳癌的關係

關於乳癌的發生，除了人們的飲食習慣歐美化，近年來也出現愈來愈多聲浪指出「值夜班」這類社會環境因素的影響。

事實上，在美國已經有相關的研究報告。該研究以在美國大學醫院執勤的七萬八五六二名護理師為調查對象，進行了長達十年的觀察記錄。

根據這分報告，一個月值夜班三次以上、工作三十年以上的護理師，乳癌發病率比起只上日班的護理師高出一・三六倍；男性護理師則是前列腺癌的發病率提高。

與此同時，丹麥的護理協會也以女性護理師為對象，調查其罹患乳癌的風險。報告中指出，相較於固定日班的護理師，「日班－大夜班」兩班輪班制的護理師罹患乳癌的風險較高。而在值夜班達七三二次以上的護理師中，乳癌發生的可能性更多達二．六倍。

此外報告中也顯示，「日班－小夜班－大夜班」三班輪班的護理師中，乳癌發生機率比固定日班的護理師高出近兩倍。

另一方面，哈佛大學研究團隊指出，空服員的「罹癌率高於平均值」。

二〇一四年到二〇一五年間，共調查了五三六六名空服員，其乳癌發病風險為一般女性的一．五倍；屬於皮膚癌的一種惡性黑色素瘤（Melanoma）發病率，則是一般女性的兩倍以上。

在國際航線的航班上，空服員一定都得輪值夜班。不過針對這些空服員罹患乳癌的原因，也有人指出是因為高空更容易暴露在致癌的宇宙射線中，並不只有值夜班的影響。

褪黑激素的抗癌作用

即使如此，長期值大夜班容易引發癌症的說法也絕非空穴來風。

深夜工作的人通常白天睡覺，曬太陽時間少，因而導致皮膚合成維生素D的效率變差。而主宰人類睡眠的荷爾蒙——褪黑激素的分泌減少也是原因之一。

有報告指出，相較於在一般就寢時間入睡的人，日夜顛倒的人和開燈睡覺的人，褪黑激素的分泌量只有五分之一。

褪黑激素不只是能誘發睡眠的荷爾蒙，對人體也有很大的助益。其中之一就是具有強大的抗氧化作用，促進可攻擊癌細胞和病毒的免疫細胞生長與分化。

也有研究顯示，褪黑激素的抗癌作用對乳癌特別有效。無論如何，為了降低罹患癌症的風險，在夜晚獲得充足的睡眠是很重要的一件事。

前列腺癌和維生素D

前列腺癌的發病風險，被認為主要來自環境因素和遺傳。

以遺傳來看，前列腺癌患者中四分之一的人有家族病史，當中9%來自遺傳。此外也有研究指出，父親有前列腺癌，兒子發病風險就會比常人高出二・一二倍；兄弟有前列腺癌，發病風險更增加到二・八七倍。

在環境因素方面，來自北美的研究資料顯示，這類癌症較常發生在日照時間短、紫外線量較少的地區，例如歐美國家的罹患率偏高，亞洲國家罹患率較低。

不過，最近日本的前列腺癌發病率也持續升高，預計在二〇二〇年將達到一九九五年的五・九倍之多（所有癌症中增幅最高）。

飲食生活歐美化、高齡化，以及前列腺特異抗原*（prostate specific antigen，PSA）在臨床檢查上的廣泛應用，都被視為罹病主要因素。這裡也凸顯了病症與維生素D缺乏的因果關係。

芬蘭的阿霍寧（Ahonen）博士為了調查前列腺癌與血液中維生素D濃度的關聯，針對一萬九千名中年男性進行了長達十三年的追蹤調查。其中有一四九人前列腺癌發病，以下為該研究的調查結果：

比起血液中維生素D在22ng／ml以上的人，12ng／ml以下的人前列腺癌發病風險要高出70％。

不過在同一分調查報告中也提到，短期補充維生素D可以降低前列腺癌的發病風險。

胰臟癌和維生素D

胰臟癌早期沒有明顯症狀，等到發現時多半已經太晚了。術後的預後極差，三年存活率僅15％，是一種發生率幾乎等同於死亡率的可怕癌症。

分析其成因，儘管家族病史及遺傳性胰臟炎都被認為可能會增加胰臟癌罹患機率，不過像哪一類食物會導致罹患胰臟癌，目前則尚無定論。

然而，日照時間很早就被視為胰臟癌的發病因素之一。在一九八〇年代，胰臟癌的發病及死亡率，於日照時間短的北歐等高緯度地區較高，東南亞等低緯度地區較低。此外，在同時期日本地區也經確認，比起九州及沖繩等低緯度地區，東北及北海道等高緯度地區的胰臟癌發病率較高。

根據此一現象，美國舊金山的葛蘭德博士等人指出，不只是乳癌和大腸癌，包括胰臟癌的發病風險，都和人們較少暴露在適量紫外線之下有關。

＊註：前列腺特異抗原，為前列腺疾病很重要的血清指標。

美國聖地牙哥的摩爾博士等人跟進此項研究，調查胰臟癌與血液中維生素D濃度的關係，發現血液中維生素D濃度一旦達到30ng／ml以上，胰臟癌的發病風險就會下降。

此外，美國芝加哥的史金納博士（Halcyon Skinner）等人針對十二萬人展開大規模調查，試圖找出維生素D與胰臟癌發病的關聯。調查結果顯示，每天攝取10μg的維生素D，可讓胰臟癌發病風險降低43％。

不過調查也指出，即使每天攝取超過10μg的維生素D，罹患癌症的風險並未變得更低。因此我認為，與其說補充維生素D可以預防胰臟癌，不如說維生素D的缺乏或不足正是罹患胰臟癌且惡化的原因之一。而這可能也表示，血液中維生素D濃度低和預後惡化，以及濃度高和預後良好的情形有關。

在我所治療的胰臟癌病例中，也有第四期患者無法切除根治，於是接受標準治療兩年以上而長期存活下來的。

該患者的血液中維生素D為28ng／ml，儘管未達到正常範圍，卻已經比大多數胰臟癌患者來得高。而且那名患者並未特別強化維生素D的攝取。

由此可見，即使罹患了存活率較低的胰臟癌，預後良好的患者其原本血液中維生素D

濃度就保持在正常值，這個推測是成立的。

肺癌和維生素D

肺癌和胰臟癌同為發生率幾乎等同死亡率，令人相當頭痛的一種癌症。在身體各部位癌症的死亡率中，是男性的第一位，而女性也高居第二位。

肺癌大致可區分為「小細胞肺癌」和「非小細胞肺癌」兩種類型。小細胞肺癌是一種增生速度快又容易轉移、極度惡性的癌症。

非小細胞肺癌又分為肺腺癌、鱗狀上皮細胞癌、大細胞癌。在日本最多的是肺腺癌，男性患者中有40％，女性患者有70％罹患此種肺癌。

和其他癌症不同，肺癌的發病風險和維生素D攝取量的關聯性仍有爭議。爭議緣起於中國武漢第五醫院衛博士等人的整合分析（Meta-Analysis，指整合個別研究結果，進一步加以客觀分析的研究方法）。

分析結果顯示，補充高劑量維生素D，反而會提高肺癌風險；每日少量攝取2．5μg

維生素Ｄ，罹患肺癌風險反而下降２．４％。因此，維生素Ｄ對肺癌的預防效果很有限。

不過，這分報告仍有許多需要討論之處。重要的是，維生素Ｄ的口服攝入量並非愈多愈好，而是要讓血液中維生素Ｄ濃度保持在正常範圍。

我手邊有哈佛大學周博士等人，於六年間針對 四四七名罹患早期非小細胞肺癌患者，調查其血液中維生素Ｄ濃度與存活率的相關研究資料。

在六年的追蹤期間，有二三四人病逝、一六一人復發、五十二人無復發。研究顯示，血液中維生素Ｄ濃度愈高者，存活率愈高。

具體來說，相較於血液中維生素Ｄ濃度不滿10．2ng／ml的人，濃度在21．6ng／ml以上的人，死亡風險降低26％。特別是第一期Ｂ～第二期Ｂ的肺癌患者，死亡風險下降達65％。

即使是復發風險，根據前文提到的血液中濃度比較，濃度在21．6ng／ml以上的人，復發風險降低8％；第一期Ｂ～第二期Ｂ患者也下降25％，仍有著顯著差距。

由此可導出結論，在肺癌當中，或至少早期的非小細胞肺癌，只要將血液中維生素Ｄ維持在較高濃度，就能有效提高存活率，並防止復發。

如同前述，許多研究都已明確指出，人體內血液中維生素D濃度和大腸癌、乳癌及多數癌症的發生與抑制，有著密切關聯。

曬太陽合成維生素D與皮膚癌病變風險

更多相關內容留待下一章說明，不過維生素D可以透過暴露在紫外線中經由皮膚合成。適當地曬曬太陽是除了從食物中攝取之外，更有效率合成維生素D的方法。

不過，皮膚在紫外線的照射下會加速老化，也有罹患皮膚癌的風險。不可否認，曬太陽對人體健康來說可謂是雙面刃。

二〇一三年，《新英格蘭醫學雜誌》（*New England Journal of Medicine*）刊出了一篇很有意思的研究報告。

這項研究以居住在美國的黑人與白人，總計二〇八五人為調查對象，針對血液中維生素D以及與血液中維生素D結合的各種蛋白質（與維生素D結合、運送至體內各組織的蛋白質）濃度，進行全面的調查。

調查結果出爐，無論是血液中維生素D濃度，還是與血液中維生素D結合的蛋白質濃度，黑人體內都呈現偏低的現象。對比白人平均值的25．8ng／ml，黑人只有15．6ng／ml。相較於白人的維生素D不足，黑人則根本是嚴重缺乏。

這個結果在某種意義上是理所當然的。黑人的皮膚原本就能適應長時間強烈的日照，色素沉澱後，就降低了維生素D的合成能力。

也有研究指出，黑人前往諸如北歐等日照時間短的國外居住時，容易罹患感冒等傳染病或癌症。其皮膚在維生素D合成能力的非活性化，也被視為主要原因。

美國加州大學聖地亞哥分校醫學院的切德里奇・加蘭博士（Cedric Garland）等研究團隊，於二〇〇五年發表了一分研究報告，報告中指出，每天攝取25μg維生素D，可以降低大腸癌、乳癌及卵巢癌等發病風險，最高甚至降低達50％。

加蘭博士也在報告中提到，非裔美國女性的癌症死亡率，比起同年齡的白人女性來得高；而大腸癌、卵巢癌和前列腺癌的存活率，非裔美國人也較低。

因此加蘭博士的結論是，比起利用對皮膚有害的紫外線合成維生素D，不如積極攝取富含維生素D的食物或維生素D補充劑。

博士也指出：「不過，膚色較黑的人若要合成適量的維生素D，還是需要增加接觸陽光的時間。」

治療癌症、預防復發時，血液中維生素D濃度是多少？

之前重複提到，幾乎所有癌症患者都有維生素D缺乏症的問題。為了順利進行癌症治療，我特別在後文中加入「免疫營養生酮飲食」的篇章，如果不能進一步考慮強化維生素D的攝取，就難以完全發揮治療的效果。這也是我所抱持的見解。

那麼，在治療癌症及預防復發上，患者的血液中維生素D濃度應該是多少呢？

其中一個標準，來自前面提到加蘭博士的研究。

加蘭博士的研究團隊在報告中指出，居住在日照時間短的高緯度地區人們，血液中維生素D濃度經調查統計後，大多是不足或缺乏，罹患結腸癌、乳癌、肺癌及膀胱癌等的風險也較高。

他們也擴大研究對象，調查血液中維生素D濃度較高的群體。結果顯示，血液中濃度增加，發病風險隨之降低。

調查對象總計五〇三八人，其中，血液中維生素D濃度高於60ng／ml的群體，發病風險比未滿20ng／ml的群體降低達82%之多。

因此我從加蘭博士的研究，導出了以下治療與預防癌症必需的維生素D濃度：

60ng／ml以上。

在我的臨床病例中，患者病逝之前，血液中維生素D濃度會突然急速降低。

我在本書前言所提到的A先生，他罹患的是合併多發性肝轉移的第四期胰臟癌。他是我第一次檢測維生素D濃度的患者，然而當時他的血液中維生素D濃度卻落在低於4ng／ml、是幾乎難以測定的極度缺乏狀態。A先生最後於二十九歲病逝，而這項檢查結果是在那之後兩個月出爐。

之後，也同樣有胰臟癌患者在缺乏維生素D的情況下病逝，我的內心彷彿受到了一記重擊。

於是，我開始推廣「免疫營養生酮飲食」，增加人們體內的維生素D。這就是我推廣的契機。

接下來我們要如何著手，才能強化維生素D的攝取呢？

該如何攝取維生素D？

二〇一九年，日本厚生勞動省發表一般成人的維生素D建議攝取量：**一天5．5～100 μg**。然而對大多數現代人來說，長期暴露的環境不是陽光下，而是壓力，因此多半只能從食物中攝取維生素D。

維生素D富含於魚類和蕈類之中，特別是鮭魚，一片80 g就含有26 μg；乾燥黑木耳每2 g約可攝取2．6 μg的維生素D。以鮭魚來說，若想每天攝取100 μg的維生素D，就得每天吃上四片（320 g）。

英國的知名營養學家霍布森（Rob Hobson）曾說，要想從食物中攝取每天必需的維生素D是不可能的任務，並指出實際上頂多只能攝取兩成。

這也表示，若擔心暴露在紫外線中而幾乎不曬太陽，將難以攝取足夠的維生素Ｄ。

尤其是高齡者，**因皮膚老化，難以透過照射紫外線合成維生素Ｄ，更難補充維生素Ｄ**。再加上上了年紀，食量減少，他們也不容易從食物中攝取適量的維生素Ｄ。

美國老年醫學會（American Geriatrics Society，AGS）也建議，**為了維持健康，血液中維生素Ｄ濃度最好在30 ng／ml以上；每天的維生素Ｄ建議攝取量則為１００μg**。然而實際上卻難以達成。

更何況是在癌症支持療法一環的維生素Ｄ強化上，這樣的攝取量絕對是遠遠不夠的。這也表示，**必須考慮攝取比厚生勞動省建議的上限攝取量１００μg更多的維生素**Ｄ。

一如美國老年醫學會指出，為了維持健康，血液中維生素Ｄ濃度最好在30 ng／ml以上，每天的維生素Ｄ建議攝取量為１００μg。

我從這些數據得出的結論是，由健康輔助食品來補充維生素Ｄ，是最有效的方法。

使用輔助食品補充癌症患者的維生素D

因此，我首先針對包含術後無復發群體，共一〇九名癌症患者，使其服用每錠含有25μg維生素D的輔助食品，同時因應患者有無腫瘤及血液中維生素D濃度缺乏程度，在三個月期間調整其服用量。

具體內容如下：

服用輔助食品〇錠共七人，一天服用一錠有十六人（25μg），一天二～三錠有二十人（50～75μg），一天四～六錠有六十六人（100～150μg）。在這當中，一天服用二～三錠的二十人為術後無復發群體，一天四～六錠的六十六人為復發群體。無論哪一方都是嚴重缺乏維生素D的患者。

那麼三個月後，患者的血液中維生素D濃度出現了怎樣的變化呢？

我將結果整理成五十八頁的圖表9。

輔助食品〇錠群體的血中維生素D濃度，在三個月之後並未出現統計上有意義的差距

輔助食品的補充量與人數	治療前（ng／ml）	治療3個月後（ng／ml）
輔助食品0錠（7人）	20.0±4.9	21.3±5.1
輔助食品1錠（16人）	16.2±5.4	29.2±5.7
輔助食品2～3錠（20人）	13.6±4.1	33.1±8.6
輔助食品4～6錠（66人）	14.5±6.9	46.1±14.5

※針對維生素D缺乏症（不足20 ng／ml）患者，以1錠25 μg的輔助食品進行補充。

圖表9　使用輔助食品的癌症患者的維生素D補充量

來源：古川健司〈癌症患者的維生素D不足與治療〉

自不待言（±是透過取出平均值，表示一個數值範圍）。

不過，輔助食品一錠群體的平均濃度，從落在缺乏症的16．2ng／ml上升至不足的29ng／ml；二～三錠群體從缺乏症的13．6ng／ml則有了大幅改善，進入正常值33．1ng／ml；至於四～六錠群體，則從14．5ng／ml急速上升至46．1ng／ml。

在服用輔助食品的人當中，血液中維生素D濃度平均值為39．0ng／ml，維生素D缺乏率也從84％一鼓作氣降至6％。

此外，並未出現因過量補充維生素D而導致高血鈣症或腎功能障礙患者（在三個月一次的血液檢查後，會讓恢復正常數值的患者在維生素D輔助食品攝取上，減量至一天50～100μg）。

於是，我對於癌症治療做出了以下的結論：**一天必須**

攝取最少50μg維生素D，並視症狀提高至100～150μg。一般來說，癌症患者的維生素D缺乏症，也被認為和腸道吸收維生素D能力不佳有關。

攝取維生素D時的注意事項

強化維生素D的攝取，能為癌症患者帶來怎樣驚人的預後成效？這部分我會在第四章向各位介紹。在此先進一步說明口服補充維生素D必須注意的事項。

口服補充維生素D大致分成三類：經肝、腎代謝轉化的**非活性型維生素D**、在肝臟等待代謝的**活性型維生素D**，以及不需經由肝、腎代謝的**最終活性型維生素D**。

後兩者活性型維生素D，也是醫師治療骨質疏鬆症和佝僂病患者的處方藥物。

為了強化維生素D的攝取，口服這類活性型維生素D要特別注意。尤其是無須經由肝、腎即可流動於血液中的最終活性型，不僅會影響副甲狀腺荷爾蒙正常分泌，還可能導致高血鈣症等嚴重的副作用。如此一來，腎臟的維生素D合成能力將明顯衰退，反而容易遭致脆弱性骨折、腎結石、心臟功能低下等嚴重危害。

相較之下，輔助食品中的則是非活性型維生素D。非活性型作為製造維生素D的代謝物質，會先暫時貯藏在肝臟，累積到一定程度後，再經腎臟代謝後轉為活性型。而其活性化，在副甲狀腺荷爾蒙及鈣濃度的嚴密控制下，擁有極高的安全性。

我在前文提到的患者，之所以並未出現維生素D過量症狀，也是因為服用的是非活性型維生素D的錠劑。

在維生素D的補充強化上，請避免服用製劑或輔助藥物，多多使用輔助食品。

第二章

了不起的維生素D

日本厚生勞動省關於維生素D的調查報告

現代人真的容易陷入維生素D不足或缺乏症的狀態嗎？這裡有一分日本厚生勞動省於二〇〇五至〇六年期間，實施「國民健康・營養調查」的調查報告。

這分報告以新潟縣和長野縣的日本女性作為調查對象，針對她們平日的維生素D攝取量與血液中維生素D濃度進行檢測，檢測結果很有意思（六十四頁圖表10）。

研究團隊將調查對象的年齡層分成：十九～二十九歲、三十～四十九歲、五十～五十九歲、七十歲以上，共四個層級；接著再依調查時期和調查人數做更進一步的分類，最後歸納出總計十六個群體的健康與營養狀態，以及血液中維生素D濃度的平均值。

此外，每個年齡層所對應的一日維生素D建議攝取量的中位數，均來自前述「國民健康・營養調查」的報告資料。

其中，「平均值」指的是將所有數據相加後除以數據的個數；「中位數」則是所有數據由小到大依序排列後正中間的數值。

各年齡層的維生素D攝取量的中位數依序為：十九～二十九歲3．1μg，三十～四十九歲3．2μg，五十～五十九歲及七十歲以上都是5．7μg。相較於厚生勞動省建議一日維生素D攝取的最低量5．5μg，十九～四十九歲族群僅攝取一半分量而已。

如同我們在圖表10中看到的血中維生素D濃度，特別是在十九～二十九歲這個年齡層，不只在日照時間短的二月進行調查（對象三十八人），也在日照時間較長的四月進行調查（對象七十七人）。結果，血液中維生素D濃度的中位數都僅有13ng／ml，而且不論是哪個月分，都處在低於20ng／ml的維生素D缺乏症狀態。

我認為，除了飲食上攝取過少的維生素D，暴露在紫外線的時間太少，也是原因之一。

另一方面，在五十～六十九歲的九個群體中，如圖表所示每天攝取5．7μg維生素D，全體的血液中維生素D濃度都在20ng／ml以上，擺脫了缺乏症的危機。

但是，整體來說數值仍偏低，尤其在日照時間短的冬季，數值更顯低下。相反地，在日照時間長的九月，同年齡層的所有群體都達到正常值（30ng／ml以上）。我認為這和受訪者接觸較多紫外線，並經由皮膚合成維生素D有關。

這麼說的根據在於，在未限定調查時間的七十歲以上女性（一九〇人）調查對象中，

人數	年齡（歲）： 平均±標準偏差 （範圍）	調查地區 （時間）	血液中25-OH 維生素D濃度 （ng / ml） 平均值	對應年齡層的女性 維生素D攝取量 （年齡層：中位 數、ng / 日）[2]
77	19.7（19～24）	新潟（4月）	13.7±4.8	19～29歲： 3.1 μg
38	（19～29）	新潟（2月）	13.6±4.4 [3]	
17	（30～39）	新潟（2月）	20.4±6.3 [3]	30～49歲： 3.2 μg
28	44.5±5.1（30～49）	長野（__[1]）	18.3±6.0	
9	（40～49）	新潟（9月）	30±7.6 [3]	
15	（40～49）	新潟（2月）	18.6±5.9 [3]	
24	（50～59）	新潟（9月）	33±8.8 [3]	50～69歲： 5.7 μg
7	（50～59）	新潟（2月）	21.9±3.8 [3]	
244	59.5±5.7（50～69）	長野（__[1]）	20±5.4	
70	（60～69）	新潟（9月）	32±6.4 [3]	
122	65.7（45～81）	新潟（9月）	31.4±7.3	
122	65.7（45～81）	新潟（2月）	23.9±6.8	
151	66.5±6.7（46～82）	新潟（2月）	24.0±6.8	
117	66.1±6.5（46～80）	新潟（2月）	23.6±6.4	
600	63.5±5.8 [4]	新潟（11月）	22.2±5.8	
190	76.7±5.3（70～95）	長野（__[1]）	19.5±6.0	70歲以上： 5.7 μg

1) __：未限定期間。

2) 平成17（2005）年及18（2006）年「國民健康・營養調查」。

3) 從報告中圖表推估。

4) 55～74歲女性共1,310人登記，其中600人成為最終調查對象。此群體的年齡範圍不明。

圖表10　日本女性血液中25-OH維生素D濃度檢測報告

來源：https://www.mhlw.go.jp/shingi/2009/05/dl/s0529-4j.pdf

儘管她們每天都按厚生勞動省的建議攝取5・7μg的維生素D，血液中維生素D濃度的中位數仍是19・5ng／ml的缺乏狀態。這是因為伴隨皮膚老化，維生素D的合成能力也會明顯衰退。

日本女性普遍維生素D不足

要呈現日本人缺乏維生素D的真實情況，光憑前面的調查還不夠。二〇〇四年，神戶藥科大學的岡野登志夫博士等人，針對平均年齡六十五・七歲的高齡女性，共四六二人的血液中維生素D濃度展開調查。調查結果顯示，30ng／ml以上正常值僅5・6%，20～30ng／ml「不足」狀態的有39・4%，低於20ng／ml的「缺乏症」則高達55%。

事實上，全體94・4%都有維生素D不足的問題。比起退化性關節炎和骨質疏鬆症，具有維生素D不足症狀的比例相當高。

接著，岡野博士在二〇一六年度的健康食品產業協議會上，針對維生素D缺乏症的真實情況發表了驚人的報告。

在六十七頁圖表11中，將日本女性分成六個年齡層和孕婦，並註明各群體血液中維生素D濃度的平均值。

所有年齡層都大幅低於正常數值。十九~二十九歲（三一九人）、三十~四十九歲（二十八人）、七十歲以上（一九〇人）都有維生素D缺乏症；至於孕婦（二八四人）的平均值為9．8ng／ml，即使在日照較強烈的夏季，平均值也不過只有10．3ng／ml；而且除了十二~十四歲這個年齡區間，其他年齡層中超過一半以上的人都低於20ng／ml，顯示了女性嚴重缺乏維生素D。

之所以主要針對女性進行大規模調查，是因為**相較於男性，女性缺乏維生素D的情況更嚴重**。我認為原因來自**大多數女性會避免暴露在紫外線中，並使用陽傘**。

儘管如此，日本男性也有維生素D不足症候群的現象。

二〇〇九年，在一場為了預防因骨質疏鬆症導致骨折的世代研究中，以五九五名男性、一〇八八名女性共一六八三人為調查對象，大規模展開維生素D濃度檢測。結果發現，當中維生素D不足的人占全體81．3％；比起高齡者，未滿五十歲的不足比例還更高，當中女性的維生素D不足率高達90％以上，但男性的不足率也有83％。

分類	人數	平均±標準偏差（ng / ml）	備註（<20 ng / ml）
12～14歲[a)]	197	22.2±6.0	39%
15～18歲[a)]	521	20.7±7.0	51%
19～29歲[a)]	319	18.6±5.1	63%
30～49歲[a)]	28	18.3±6.0	68%
50～69歲[a)]	244	20.0±5.4	57%
70歲以上[a)]	190	19.5±6.0	57%
孕婦（1）[b)]（平均34.8歲）	284	9.8±4.7	10.3±5.1（夏） 9.2±4.2（冬）

a) 岡野登志夫等，治療學2008，42，873-876

b) Shiraishi M et al., J Nutr Sci Vitaminol（Tokyo）. 2014；60（6）：420-428

圖表11　日本女性的血液中25－OH維生素D濃度檢測報告

來源：https://www.caa.go.jp/policies/policy/food_labeling/other/pdf/kinousei_kentoukai_160315_0006.pdf

兒童的維生素D足夠嗎？

那麼，日本兒童的維生素D濃度是否足夠呢？

在幫助鈣質的吸收上，維生素D是不可或缺的營養成分，尤其對於成長階段骨骼正在發育的兒童來說，更是格外重要。然而近年來，兒童缺乏維生素D的問題愈發嚴峻，出現包括佝僂症和O型腿等骨骼發育不良的兒童人數倍增。

根據東京大學的北中幸子副教授（現為北中兒童成長醫院院長）和小林廉毅教授等人分析，十萬名一～十五歲的孩童當中，二〇〇九年診斷出維生素D缺乏症的有三．八八人；之後比例急速上升，到了二〇一四年已攀升至超過二〇〇九年三倍以上的十二．三〇人。

此外，處在青春期的青少年也有同樣的危機。

二〇〇七年，神戶藥科大學的津川尚子博士等人經過五年的追蹤調查，發表了一分頗具衝擊性的報告。

調查對象涵蓋剛進入青春期的國中一年級學生，以及青春期後期的高中三年級學生，當中未罹患特殊疾病的青春期健康男性為一三三人及女性一五四人，總計二八七人。調查結果顯示，青春期男性的血液中維生素D濃度中位數為24．3ng／ml，女性為21．1ng／ml，均為不足。

此外，國中一年級時維生素D充足者，到了高中三年級仍維持充足的比例，男性為68％，女性則只剩下46％。

進入青春期世代的孩子，骨骼仍在持續成長，此時也是最需要充足維生素D與鈣的階段。人的一生中，最常曬太陽、運動量最大的時期，莫過於孩提時代。然而即使是在這個年齡層，也顯示出維生素D缺乏的狀態。

我認為這種現況，除了受飲食或生活習慣影響，也和「少去戶外踏青」「少曬太陽」等有關。

而從兒童到青少年大多缺乏維生素D此一事實，也正是維生素D缺乏症已在全日本蔓延最有力的證明。

全球性維生素D不足現象

維生素D不足的危機不限於日本，可說是一種全球性現象。而且不論哪個國家，這種現象在高齡者身上都更加明顯。

在阿姆斯特丹的大規模世代研究中，以六十五～八十八歲共一三一九名高齡者為調查對象，檢測其血液中維生素D濃度。

檢測結果顯示，擁有30ng／ml正常值的僅占全體17．6％，低於20ng／ml的有48．4％，而在10ng／ml以下極度缺乏維生素D的也有11．5％。這表示，荷蘭的高齡人口當中，有80％以上的人維生素D不足。

另一方面，也有研究團隊針對歐洲二十五個國家中，停經後出現骨質疏鬆問題總計七五六四名女性，進行大規模的追蹤調查。根據調查，28．4％的受試者的血液中維生素D低於20ng／ml，有維生素D缺乏症，而實際人數已經超過四分之一，明顯處在相當嚴峻的狀態。

此外，關於患有骨質疏鬆症的女性，也有以日本、韓國、泰國、馬來西亞等十八個亞洲國家、總計二五八九人的國際性研究。

左頁圖表12為該研究的結果，呈現不同國家在維生素D缺乏症與不足的比例。從整體十八個國家來看，維生素D不足有63．9％，低於20ng／ml的缺乏症也達到30．8％。

從不同國家來看，泰國、馬來西亞和巴西等低緯度國家，日照時間長，缺乏維生素D的人口相對偏低；至於土耳其、黎巴嫩、韓國、日本、義大利、德國、瑞士等高緯度國家，不足比例則呈現偏高的狀態。兩者間的差距，無庸置疑受到日照時間，以及皮膚吸收紫外線量的影響。

地區（人數）	國家（人數）	平均年齡（歲）	維生素D缺乏症的比例（%）	維生素D不足的比例（%）
歐洲（1020）	瑞典（150）	70.2	12.7	37.3
	英國（98）	70.3	40.8	74.5
	德國（100）	70.2	33.0	68.0
	荷蘭（50）	67.8	18.0	52.0
	法國（199）	67.1	16.2	49.7
	瑞士（173）	68.5	30.7	63.3
	匈牙利（100）	65.2	16.0	56.0
	西班牙（150）	67.5	24.7	64.7
	總計	68.4	23.8	57.7
中東各國（401）	土耳其（150）	61.0	57.3	76.7
	黎巴嫩（251）	67.5	58.2	84.9
	總計	65.1	57.9	81.8
亞洲（549）	韓國（101）	65.9	64.4	92.1
	日本（198）	68.4	47.0	90.4
	泰國（100）	67.1	12.0	47.0
	馬來西亞（150）	67.0	11.3	48.7
	總計	67.3	34.1	71.4
中南美各國（415）	墨西哥（149）	65.6	29.5	67.1
	巴西（151）	67.6	15.2	42.4
	智利（115）	62.6	19.1	50.4
	總計	65.5	21.5	53.4
	澳洲（204）	67.5	23.0	60.3
全世界（2589）		67.1	30.8	63.9

圖表12　不同國家・地區患有骨質疏鬆症女性的血液中維生素D濃度的缺乏、不足比例

來源：依據Lips P「The prevalence of vitamin D inadequacy amongst women with osteoporosis: an international epidemiological investigation.」部分修改

維生素D補充劑遍布國外高緯度地區

然而，要據此認定日照充足國家人民的血中維生素D濃度較高，未免略顯輕率。

在日照時間短的高緯度國家，不少地區會配給維生素D補充劑給居民，一般人對缺乏維生素D也抱有危機意識，因此多半會透過食物或補充劑來改善。

我們不妨試著比較圖表12中瑞典和巴西的情況。對於日照充足的南美洲國家巴西來說，其數值實在難以稱為正常，維生素D缺乏率為15．2％、不足率42．4％，大幅低於十八個國家的平均值。

相比之下，北歐國家瑞典日照不足，維生素D缺乏症的比例是比巴西更低的12．7％；37．3％的不足率也是十八國當中令人讚賞的最低值。

造成這個現象的原因一如我先前所提到，對維生素D的重視來自居住地區的宣導，還有自身對於健康管理的高度意識，同時，習慣大量食用富含維生素D的魚類，也是重要的影響。

另一方面，美國威斯康辛大學的賓克萊博士等人，於二〇〇七年在四季如夏的夏威夷進行調查。調查對象為平均年齡二十四歲以上的九十三名年輕居民，結果顯示，一半以上都呈現維生素D不足的狀態。

這個研究結果也指出，確保充足的日照，並非改善維生素D不足的唯一對策。我在後面也會談到，除了攝取食物及補充劑中的維生素D，避免過量攝取醣類的飲食平衡，以及調整日夜顛倒的不良生活習慣，都是改善維生素D缺乏的重要方法。

維生素B_1和維生素C

同樣是維生素，日本在醫療上很早就認識到維生素B_1和維生素C的重要性。

過去，日本一度相當流行腳氣病。這種疾病會導致心臟衰竭、中樞神經病變等症狀，嚴重時還會致死。

盛行原因為當時的飲食習慣缺乏維生素B_1。在明治時代，陸軍軍人多食用精製白米導致營養失調，直到大正後期，一年就有超過二萬五千人因腳氣病死亡。隨後，中日戰爭爆發更加劇此一現象，昭和初期，據稱每年都有一至二萬名腳氣病患者死亡。

維生素C缺乏症又被稱作「壞血病」。缺乏此種維生素，會無法合成構成體內蛋白質的胺基酸，同時不易生成或維持結締組織間的膠原蛋白及牙本質（構成牙齒主體的堅硬組織），造成正如其名「血管損壞」的結果。

一四九七年，達伽馬（Vasco da Gama）航行在印度新航線上，據說船上一八〇名船員中就有一〇〇人因維生素C缺乏症而喪命。

不過，像這樣存在於過去的營養失調疾病，伴隨經濟發展與飲食環境改善，已逐漸在現代社會銷聲匿跡。

而隨著營養學研究進展，維生素補充劑等輔助食品也充斥市面。

但是，為什麼我們卻幾乎看不到宣揚維生素D重要功效的主張呢？

維生素D不足和死亡沒有直接關係

我個人認為原因是這樣的：

首先，比起大量缺乏維生素B_1和維生素C會直接導致死亡，維生素D缺乏症本身和死亡沒有直接關係（不過以現代疾病遍床的觀點來看是有關聯的）。

其次，維生素D可從受紫外線照射的羊毛中萃取，補充劑的製造費用低廉，或許因此無法為藥廠帶來利益。實際上，在市面上為數眾多的營養補充劑中，維生素D補充劑的種類可說寥寥可數。

還有一個主要原因：人們只要曬曬太陽，就能輕鬆在體內合成維生素D。

由於每個地區的日照長短不同，合成維生素D所需的日照時間也不同。例如中午前後約兩個小時，穿著短袖、短褲，在太陽下曬到皮膚呈粉紅色，體內即可合成250～375μg的維生素D。

不過，國立環境研究所在二〇一三年的研究中，針對厚生勞動省建議的成人一日維生素D最低攝取量5．5μg，若全數由日照合成所需花費的時間進行調查。根據調查結果，以茨城縣筑波市來說，在七月中午約需花費四分，十二月中午約二十二分。順帶一提，在十二月的札幌市中午約需花上一小時十六分。

此外，維生素D富含於魚貝類和蕈類等食物之中。一塊80g的鮭魚約含有26μg維生素

D，一尾沙丁魚乾30g約15μg，乾黑木耳2g約2．6μg（左頁圖表13）。

因此，相較於其他維生素，維生素D是一種容易從日常生活中攝取，亦可經由皮膚合成的營養素。厚生勞動省和日本醫學界很可能就是出於這個原因，長年輕忽了維生素D。

現代人普遍維生素D不足的原因

既然如此，為什麼現代人普遍缺乏維生素D呢？

我認為有四個主要原因：

第一，現代人幾乎不曬太陽。也就是說，現代人過度防曬了。

紫外線是屬於不可視光的一種電磁波，會對生物體會產生明顯的化學作用，也被稱作「化學線」。

紫外線主要分成三種：到達地球表面的紫外線中，90％以上是**UVA（紫外線A）**；剩下的幾乎是**UVB（紫外線B）**；再來是**UVC（紫外線C）**，通常會被臭氧層吸收，不會到達地面。

●富含維生素D_3的食品

食品	分量	維生素D_3含量（μg）
鮭魚	1塊／80 g	25.6
秋刀魚	1尾／淨重100 g	19
沙丁魚乾	1尾／30 g	15
鮪魚（腹肉）	100 g	18
鰈魚	1小尾／淨重100 g	13
鮭魚卵	20 g	12
水煮秋刀魚罐頭	100 g	12
水煮鯖魚罐頭	100 g	11
旗魚	100 g	11
鯖魚	1尾／100 g	10.55
鰹魚（秋收）	100 g	9
蛋（維生素D強化）	L1顆／60 g	2.5～9
水煮鮭魚罐頭	100 g	8
鰤魚	1塊／80 g	6.4
吻仔魚乾（半乾燥）	2大匙／10 g	6.1
鮪魚（赤身）	100 g	5
金槍魚罐頭（鮪魚）	100 g	4
沙丁魚	1罐／90 g	3.2
金槍魚罐頭（鰹魚）	100 g	2
竹筴魚	1尾／68 g	13.5

●富含維生素D_2的食品

食品	分量	維生素D_2含量（μg）
黑木耳（乾燥）	2片／2 g	2.57
松茸（生）	中1個／30 g	1.04
舞茸	30 g	1
乾香菇	2個／6 g	1
杏鮑菇	30 g	0.36
金針菇	30 g	0.26
鴻喜菇	30 g	0.18
香菇（生）	2個／30 g	0.12
蘑菇	30 g	0.12

圖表13　富含維生素D的食品

來源：節錄自日本文部科學省〈日本食品標準成分表2015年版（七訂）〉

在這當中，波長較長的ＵＶＡ容易穿透皮膚，長時間曝曬會破壞皮膚的彈性纖維，加速老化；相較之下，ＵＶＢ對皮膚表面傷害較大，長時間暴露其中會提高罹患皮膚癌、白內障和免疫功能障礙等健康風險。

現代女性尤其努力預防肌膚老化，撐陽傘、夏天穿長袖防曬、塗抹能阻斷紫外線的防曬產品，加上多半從事電腦作業或內勤文書事務，並搭乘便利的大眾交通系統，直接接觸陽光的時間大幅減少。

我認為這是阻礙人體內合成維生素D的關鍵因素。

第二，現代生活便利與舒適，也導致我們合成維生素D的能力降低。

例如相較於現代人居住在使用斷熱材的舒適空間，一百年前人們都住在多孔隙的木造房屋。那時人們沒有空調，冬天只能生火取暖，每當寒風從牆壁的孔隙間吹入，身體都會瑟瑟發抖。

這就是所謂的「發抖產熱」，而這種人體的自然反應，其實和維生素D的合成密切相關。

感到寒冷的時候，身體為了促進發熱，血糖值會上升，並釋放出加速代謝的荷爾蒙。

此時，身體因細胞的呼吸與代謝受到活化而發抖，同時促進膽固醇合成維生素D。

不過，現代人已經習慣於舒服的居住環境，很少有機會發抖產熱了。我認為這也是現代人維生素D合成能力降低、免疫力衰退的一大因素。

第三，來自超高齡社會的衝擊。雖然人體可以透過曬太陽簡單合成維生素D，但隨著年齡增長，皮膚合成維生素D的能力會逐漸降低，尤其來到中高齡之後，合成效率會變得更差。我認為，這是伴隨高齡化而生的各種慢性病起因。

最後一個原因，我想正是現代高壓社會，阻礙並降低了人體內合成維生素D的能力。根據近期研究指出，壓力會降低維生素D的合成能力，並導致憂鬱症等心理狀況的變化。

這個研究也說明了，在日照時間短的季節，也就是維生素D合成能力較弱的冬天，「季節性情感型輔精神病」（Seasonal Affective Disorder，SAD；通常好發於秋季末和冬季，又常被稱作冬季憂鬱症）發病患者較多的現象。

的確，現代人在繁複的工作與人際關係間，存在太多的糾結與壓力，日夜顛倒的不規律生活，自然也造就了這個結果。

如我在前言所寫到的，我對自己任職醫院的五十名護理師進行血液中維生素D的檢測，雖然所有受測者表面上看起來都很健康，但檢測之後，沒有人出現正常值。此外，出乎意料的是，當中四十七人有缺乏症，有三人呈現不足的狀態。實際上，這些健康的人和癌症患者一樣，有維生素D缺乏症的問題。

護理師不只處在照護患者生命的緊張情緒中，也被迫暴露在需日夜顛倒輪班的高度壓力之下。

關於不規律的生活習慣，以及高壓所致的維生素D缺乏症，甚至引發癌症的主要原因，我在第三章會有更進一步的說明。

如此想來，現代社會恰恰是維生素D缺乏症的溫床。而我認為，醫學界長期下來未能察覺此一現象，也是導致癌症及糖尿病等現代病盛行的原因之一。

維生素D是一種人體荷爾蒙

維生素D分為D_2～D_7共六種。不過，D_4～D_7缺乏活性，也幾乎不存在於食物中。因此，能在我們體內發揮作用的是兩種活性較高的維生素D，也就是維生素D_2

（ergocalciferol，麥角鈣化醇）和D_3（cholecalciferol，膽鈣化醇）。

其中，維生素D_3除了可從食物中攝取，也可以透過紫外線在皮膚合成。事實上，比起來自食物的D_2與D_3，透過皮膚合成的維生素D_3要多出許多。我認為，這也是幾乎不暴露在紫外線中的現代人，廣泛罹患癌症、過敏與傳染病等疾病的主要因素。

其實近年來，維生素D已被發現具有近似荷爾蒙的性質，也就是透過調整荷爾蒙分泌、影響免疫系統機能的作用。

荷爾蒙和人體內的神經系統、內分泌系統，以及免疫系統有著相當密切的協作關係，同時維持隨時因應外部環境變化的身體機能。

維生素D之所以被視為一種荷爾蒙，是因為後來發現人體內幾乎所有上皮細胞都有維生素D的受體。如同前面所提到，細胞膜上及細胞內的「受體」，是一種接收來自特定物質訊息、改變組織機能的蛋白質。

這種維生素D的「受體」不只存在於我們的腎臟及小腸等內臟，也分布在骨骼及腦細胞、心肌、血管、免疫、神性細胞等全身多數細胞內。

因此，維生素D以其廣泛支持身體基礎機能運作的功效，一躍成為備受關注的營養素。

事實上，最近也有研究揭露，缺乏維生素D和以下疾病有很大的關係：

☑**癌症**

☑**心血管疾病（心律不整、心肌梗塞、缺血性心臟病、動脈硬化、主動脈瘤）**

☑**生活習慣病（第2型糖尿病、高血壓、血脂異常等）**

☑**自體免疫疾病（類風濕性關節炎、異位性皮膚炎或花粉症等過敏症、第1型糖尿病、甲狀腺機能異常等）**

☑**傳染病（流行性感冒、諾羅病毒、赤痢、肺炎、破傷風等）**

☑**精神疾病（憂鬱症等）**

該研究明確指出，補充維生素D有助於改善、預防多數現代疾病。

那麼，維生素D又是如何對這些現代疾病發揮作用呢？接下來我將說明其原理與生理作用。

維生素D的三種生理作用

維生素D的主要生理作用有以下三種：

①促進腸道內鈣、鎂、磷的吸收效率。

②抑制鈣從腎臟流失，透過副甲狀腺荷爾蒙維持血鈣濃度。

③幫助鈣、鎂吸收，形成正常骨骼。

因此，若體內缺乏維生素D，就無法充分吸收鈣質，進而導致血鈣濃度降低。如此一來，為了補足血鈣，副甲狀腺荷爾蒙就會溶解骨骼中的鈣，送往血液中。這會導致骨質脆化，並引發骨質疏鬆症、軟骨病和佝僂病等疾病。研究也已經證實，維生素D有預防這類骨骼疾病的效果。

不過，維生素D的作用可不只如此，還有更驚人的功效。也就是血壓上升時分泌調節

（預防高血壓）荷爾蒙，以及活化免疫細胞的作用，又被稱作細胞的「分化誘導」。

血壓上升時分泌調節荷爾蒙

活性維生素D可以抑制在腎臟細胞製造的蛋白分解酵素腎素（Renin）的分泌。腎素會促進血管收縮、促使血壓上升。因此透過補充維生素D，可以抑制腎素作用，降低血壓（詳見第三章說明）。

分化誘導

所謂分化誘導，意指某些細胞組織在分化成正常細胞的同時，也具有誘導其他正常細胞變化的作用。廣義來說，「細胞凋亡」也是分化誘導的一種。維生素D無論對正常細胞還是癌細胞，都能進行分化誘導，以預防癌症發生。

接下來向各位說明，關於維生素D和免疫細胞，以及癌症、自體免疫性疾病和傳染病的關係。

調節免疫細胞

免疫機能指的是當異物或抗原從外部侵入人體，做出辨識並擊退的生理機制。

其中，若免疫系統對外來異物或抗原產生過度反應，導致身體出現了不適症狀就被稱作「過敏」；另一方面，免疫系統一旦發生異常，免疫細胞會將身體一部分機能視為敵人並加以攻擊，這就是自體免疫性疾病。

如前所述，維生素D的受體也存在於免疫細胞中。因此，維生素D能夠如何影響免疫機能，成為許多國家致力研究的項目之一。

研究結果顯示，維生素D可以強化又稱作「先天免疫」（與生俱來的免疫力）的原始免疫系統，這些免疫系統是以巨噬細胞（macrophage）、嗜中性白血球（neutrophils）和NK細胞（natural killer cell，自然殺手細胞）為主，而且也首度發現了抑制免疫系統異常反應的「免疫抑制」，必須透過維生素D來維持其正常機能的運作。

由此可知，維生素D缺乏症會引發自體免疫性疾病與發炎性疾病。

和癌症及過敏有關的T細胞

免疫細胞主要和癌症與過敏有關，被稱作T細胞的淋巴球也是其中一種。T細胞雖然不會製造抗體，卻是人體先天免疫系統的指揮官，專注於建立並維持免疫記憶。

其種類和機能可分成以下四類：

將第一次接觸的異物視為抗原認識並記憶，同時促進「二次免疫應答」作用的**輔助型T細胞**（Helper T cells）；抑制這種應答作用的**抑制型T細胞**（Suppressor T cell）；誘發過敏反應的**效應T細胞**（Effector T cell）；消滅目標細胞的**細胞毒殺型T細胞**（Cytotoxic T cell）。

經由這些作用，可以一舉消滅逃過先天免疫系統監督的異物或病原體。

像這樣與特定病原體接觸、產生識別，並啟動攻擊的T細胞，屬於「獲得性免疫」的後天免疫系統。

這種T細胞上的維生素D受體一旦活性化，就能發揮各種作用。

例如作用在分化成各種T細胞前的初始T細胞（naive T cell）上，並抑制後天免疫系統平衡。

也就是說，藉由刺激抑制型T細胞，一方面避免免疫反應自我攻擊，同時活化細胞毒殺型T細胞上的受體，促進產生能抑制炎症反應的細胞激素（cytokine，主司細胞間訊息傳遞的蛋白質總稱）。

NK細胞

要說到針對癌症的免疫，絕不能忽略NK細胞。一如它killer（殺手）的名號，是驅逐癌細胞最強而有力的先天免疫系統，NK細胞也可以透過強化維生素D來活化。

我們體內每天都會產生癌細胞。就算沒有癌細胞增生，為了維持人體健康機能運作，NK細胞也會一天二十四小時、持續尋找、消滅新生的癌細胞。

NK細胞有沒有在癌細胞表面偵測到被稱作「第一類MHC（Major Histocompatibility

complex）分子」的醣蛋白，即可辨識出癌細胞。

一旦癌細胞表面的第一類MHC分子表現不足或消失，就難以被NK細胞所辨識。對於未偵測到第一類MHC分子的細胞，NK細胞會全部視為異物，立刻對其發動攻擊加以驅逐。

而且，NK細胞擁有抑制攻擊的受體，因此不會攻擊正常細胞。

換言之，NK細胞若能正確辨識癌細胞與正常細胞，就能維護我們的健康。抗體和抗癌劑並沒有這種能力。考量到癌症治療藥物同時也會破壞正常細胞的嚴峻問題，NK細胞對癌細胞機制化的強大殺傷力，在癌症治療上可說有相當大的助益。

樹突細胞

在癌症治療的免疫機制中，樹突細胞有接續NK細胞的作用，成為近年來備受關注的免疫系統。樹突細胞因外形有著無數如樹枝狀突起的「樹狀細胞」而得名。

這種免疫系統幾乎存在全身各部位，從皮膚、消化道、氣管到淋巴結等等。樹突細胞最大的特徵是一遇到敵人（抗原）入侵，可以迅速辨識，並告訴其他免疫系統入侵者的特徵。此時，殺手T細胞會在適當地活化下，對預防癌症做出極大的貢獻。

然而，一旦缺乏維生素D，樹突細胞就無法順利誘導免疫抑制系統的抑制型T細胞，因而降低免疫抑制作用。最終，免疫系統失控，引發自體免疫性疾病與發炎性疾病。

先天免疫系統

另一方面，和流行性感冒、感冒與花粉症有關的免疫系統中，最具代表性的是被稱作先天免疫系統的單核球、巨噬細胞和嗜中性白血球。

單核球占全部白血球的4～8%，具有朝異物和炎症反應移動的特質。一旦進入目標血管外的組織，會分化成前面提到的樹突細胞或巨噬細胞阿米巴狀的吞噬細胞（具有吞噬功能的細胞，可以吞噬、破壞外來異物），一舉消滅病毒和細菌。

這種作用有助於緩解流感、結核與氣喘等疾病，而維生素D也被證實能夠強化此一功能，降低感染風險。

嗜中性白血球是一種白血球，是在運動性和吞噬作用上都表現亮眼的免疫細胞，會快速聚集在出現急性發炎反應或感染處，發揮吞噬、抗菌，分解等作用，亦被視為先天免疫系統的中樞機制。

維生素D可以減少嗜中性白血球到達發炎部位時釋出的活性氧，並在抑制、避免嗜中性白血球作用的同時，促進傷口組織復原。

B細胞

B細胞是在接收來自T細胞的訊息之後，隨即展開作用的獲得免疫系統，數量占淋巴球的20～40%。這種免疫系統會發現細胞表面的免疫球蛋白，讓血液中抗體對抗原產生反應，啟動免疫機制。

人體再次接觸到曾入侵體內的細菌或病毒抗原時，會製造出比當初更多的抗體，快速消滅抗原，這也是我們常聽到的「免疫力、抵抗力提升」。記憶B細胞由B細胞分化誘導而來，可以記憶最初免疫反應中的抗原類型。

維生素D的受體也存在於這種B細胞之上。維生素D在B細胞中具有抑制性作用，可以調節因入侵身體的過敏原（抗原）而作用的抗體，有助於緩解花粉症和異位性皮膚炎等疾病。

這些免疫細胞對於維護我們的生存，有著不可或缺的重要性。而維生素D及其受體，則扮演著維持人體免疫機能正常運作的重要角色。

流行性感冒和維生素D

近來，受流感和花粉症這類季節性疾病所苦的人愈來愈多，這可說是維生素D缺乏症日漸蔓延的證據之一。

血液中維生素D濃度會隨季節產生變化，最高濃度為日照時間長的八月，最低濃度則在日照時間短的二月。寒冷的季節也是流感這類傳染病蔓延的時候。

流行性感冒的傳染和血液中維生素D濃度，彼此之間有著怎麼樣的關聯？

二〇一〇年，東京慈惠大學醫學院的浦島充佳博士以小學、中學生為對象，進行維生素D補充劑和安慰劑的比較實驗（在新藥的臨床研究中，分開治療治療組和對照組，讓對照組服用不含有效成分的藥物（安慰劑＝無效藥物），再與治療組比較，檢討兩者的治療效果）。

服用維生素D的治療組和安慰劑組的學童共有一六七名。結果發現，相較於安慰劑組中有18．6％共三十一名學童感染A型流感，服用維生素D組的學童只有十八人，即全體的10．8％受到感染。而在安慰劑組中，近一半學童在流感症狀出現前即獲得抑制。

而在比較實驗中，服用維生素D組中出現氣喘症狀的學童，有六分之一的人情況獲得了緩解。

氣喘與呼吸道感染

有研究團隊以四三五名小兒氣喘患者，以及六五八名成人氣喘患者，總計一〇九三人作為調查對象，針對血液中維生素D濃度與氣喘的關聯進行大規模調查。

研究的結果令人驚訝。服用維生素D之後，氣喘常見的全身性類固醇治療副作用發作風險低於37%，掛急診或緊急送醫的風險也下降達61%。

呼吸道感染指的是從鼻腔到肺泡之間，因感染而出現發熱、咳嗽、有痰等症狀。因呼吸系統疾病而前往醫院就診的患者當中，大多是呼吸道感染患者。這類感染一旦轉為急性，就可能致死。事實上，全球每年就有二百萬人以上因急性呼吸道感染死亡。

不過也有研究指出，即便是急性呼吸道感染，補充維生素D也可以降低發病風險。

繼浦島博士的調查報告之後，國際間也針對急性呼吸道感染，展開使用維生素D補充劑的雙盲隨機臨床試驗（關於投藥的治療方法與目的，患者與醫師皆不知情），並與安慰劑組的受試者進行隨機對照試驗（將受試者隨機分組，一組在治療與預防上實施干預，另一組則進行原本的治療與預防）。

在一次針對〇歲至九十五歲共一萬九三三人的大規模實驗中，血液中維生素D濃度低下的受試者，經過充分補充維生素D之後，約有四成未罹患急性呼吸道感染。此外，即使是每天攝取較少維生素D的受試者，也有二成達到預防急性呼吸道感染的效果。

另一方面，有不少報告指出，引發兒童細支氣管炎的RS病毒及細菌性肺炎，和維生素D濃度低下有關。因此我認為，有必要從幼兒時期就開始補充維生素D，以幫助降低傳染病的風險。

為何結核病例逐年增加？

在過去的時代，結核是不治之症而為人所恐懼。如今在營養學與治療方法的進展下，已從不治之症中除名。不過令人意外的是，近來，結核患者又增加了。

我想其中一個原因是，現代人幾乎不曬太陽，因而引發維生素D不足的危機。

過去在缺乏糧食的戰爭時期，結核患者紛紛來到坐落在日光充足的高原地區療養院，沐浴在陽光下進行療養。

為何曬太陽能抑制結核惡化？在當時的醫學界還沒有人能解釋此一概念，只從經驗中理解到，這麼做能緩解結核症狀，進而康復。

如同先前說明的，巨噬細胞擁有吞噬、分解及消滅病毒或細菌的作用。但巨噬細胞無法分解結核菌，而這也是結核病惡化的主要原因。

但是，當皮膚合成的維生素D產生活性之後，再與巨噬細胞細胞質中的維生素D受體結合，就能將訊息傳遞至細胞核中的抗菌肽（Cathelicidin），以分解結核菌。

當年的結核患者身處的時代缺乏營養補充劑，連糧食都難以為繼，要想從食物中攝取維生素D十分困難。

這也意味著，透過日光浴在體內更有效率地合成維生素D，對於當時的人們來說是最好的治療方針。

過敏症和維生素D

這些年來，在孩童身上以過敏為主的症狀急速增加，而且涉及面向很廣，包括支氣管哮喘、異位性皮膚炎、花粉症、鼻炎；小麥或雞蛋引發的食物過敏；還有化學物質或塵蟎的吸入性過敏等等。

針對增加人數幾可匹敵失智症的過敏症患者，厚生勞動省於二〇一四年六月制定、發布了過敏性疾病對策基本法。

不過，這個基本法在確立治療方式前就已經制定。基本法的內容和因應癌症一樣，在各地廣設過敏專科醫院，不只是耳鼻喉科，多數症狀也仰賴內科及皮膚科醫師的診斷。儘管如此，根據實證病例確立病因的效果有限，不得不說這種做法極度缺乏效率。

其實已經有許多報告指出，過敏性疾病的引發原因之一即是維生素D不足。

最初對維生素D不足與過敏有關的呼籲，來自於對全身性過敏反應（anaphylaxis）的治療。這種過敏反應會伴隨有嘴唇等部位腫大的黏膜發炎，以及蕁痲疹、皮膚癢等症狀。根據調查，日本因過敏而自行注射腎上腺素的患者人數，以日照時間較短（即維生素D不足）的北部地區居多。

也有研究發現，懷孕時，血液中維生素D濃度較低的婦女，孩子在五歲以後容易罹患氣喘或過敏性鼻炎。

除此之外，研究顯示，當血液中維生素D濃度低下，過敏症容易導致一種名為嗜酸性球的白血球增生。

二〇一七年，日本過敏醫學會發表報告，指出維生素D的缺乏狀態為急性過敏症狀的增惡因子。在這篇首度於日本國內發表的報告中，提到了強化維生素D可抑制過敏反應，不僅得到學界高度支持，也榮獲了日本過敏醫學會學術大獎。

談到異位性皮膚炎，日本異位性皮膚炎協會認為，主要原因是來自遺傳與環境，而且異位性體質無法改變。

然而，韓國醫療研究團隊針對維生素D不足者大多罹患異位性皮膚炎的現象，進行了追蹤調查，發現相較於血液中維生素D濃度充足的人，缺乏維生素D的人異位性皮膚炎確診率高出一．五倍。

以上談到維生素D對人體的作用，所涉層面相當多元。除了癌症，以及風溼性關節炎、異位性皮膚炎這類自體免疫性疾病的預防與改善，也有助於預防流行性感冒、肺炎等傳染疾病。

在實際預防流行性感冒上，強化攝取維生素D，已被證實和接種疫苗具有同等甚至以上的效果。

同時，如何進一步結合攝取維生素D與改善飲食習慣，進而也攸關了可否邁向健康的長壽人生。

在下一章，我將舉出包括癌症在內，糖尿病和心血管疾病等生活習慣病的案例，進一步揭開維生素D的祕密。

第三章

維生素D與現代疾病

停滯不前的「健康壽命」

「若想徹底預防癌症，也要預防各種現代疾病，才能健健康康走完『這令人歌頌的人生百年時代』。」

本書的主旨，都含括在這句話之中了。糖尿病、過敏、骨質疏鬆症，甚至是失智症等許多現代疾病，都和癌症發病有密切的關係。

要說明這一點，首先必須了解「平均壽命」和「健康壽命」。

所謂平均壽命，指的並非人們死亡年齡的平均值，而是〇歲嬰兒所能存活的平均餘命（Llife Expectancy，預期壽命）。也就是說，不是「二〇一九年死亡人口的平均年齡」，而是「二〇一九年出生的〇歲新生兒，在死亡風險未發生變化的情況下，平均存活的年齡」。這才是平均壽命的真正意涵。

而所謂健康壽命，是WHO（世界衛生組織）於二〇〇〇年所提倡的觀念，意指沒有健康上的問題，能夠自理日常生活且自由行動的期間。

依據厚生勞動省《平成二十八年厚生勞動白書》指出，二〇一三年日本人的平均壽命，男性為八〇・二一歲，女性八十六・六一歲；二〇一三年的健康壽命為男性七十一・一九歲，女性七十四・二一歲。

這表示，同一年日本人長期臥床或接受看護的時間，男性平均是九・〇二年（八十・二一歲－七十一・一九歲），女性平均為十二・四〇年（八十六・六一歲－七十四・二一歲）。也就是以女性來說，即使活到八十六・六一歲，其中有十二・四〇年是處在行動不便或認知功能不佳的狀態。

順帶一提，這段人生不自由時期，在二〇〇一年的統計中為男性八・六七年，女性十二・二八年，將其與前述數字進行對照，可見二〇一三年的統計數字略為增加。如果不能延長健康壽命，不僅會導致自身生活品質降低與家人負擔，還會增加醫療費與看護費等社會保險支出，使國家財政漸趨惡化。

事實上，相對於平均壽命，健康壽命的變化幅度較小，在統計上也指出了這一點。

因此，日本從二〇〇〇年開始，就以打造健康開朗的高齡化社會為訴求，推動「健康日本21」的健康營造對策。目標是預防生活習慣病及防止重症化，從營養、飲食等層面著手，吸引國民參與，改善生活習慣和社會環境。然而，從惡性腫瘤（癌症）和糖尿病患者仍日趨增加的現況來看，這項政策顯然並未奏效。

預防癌症就是預防各種疾病

一〇三頁圖表14是厚生勞動省發表直至二〇一六年的癌症死亡人口變化統計。可看出隨著時代的進步，癌症人數一路上升。

針對這個現象，主要原因並非來自高齡人口增加。我認為和糖分過多的飲食生活、缺乏維生素D，以及日夜顛倒的不規律生活模式等有很大的關係。雖然目前尚無相關統計數字，但我從臨床現場的經驗來看，年輕世代的癌症人口比例確實在增加中。

此外，日本可能罹患糖尿病的人口，相比於厚生勞動省始於一九九七年推算的六九〇萬人，在二〇一六年時已來到一千萬人。至於還未發病的糖尿病預備人群，儘管較二〇〇七年頂峰時期的一三二〇萬人減少，但推算二〇一六年也有一千萬人。僅僅是糖尿病患者和預備群就來到二千萬人的驚人數字，可見年輕世代的糖尿病患者確實有增加的趨勢。

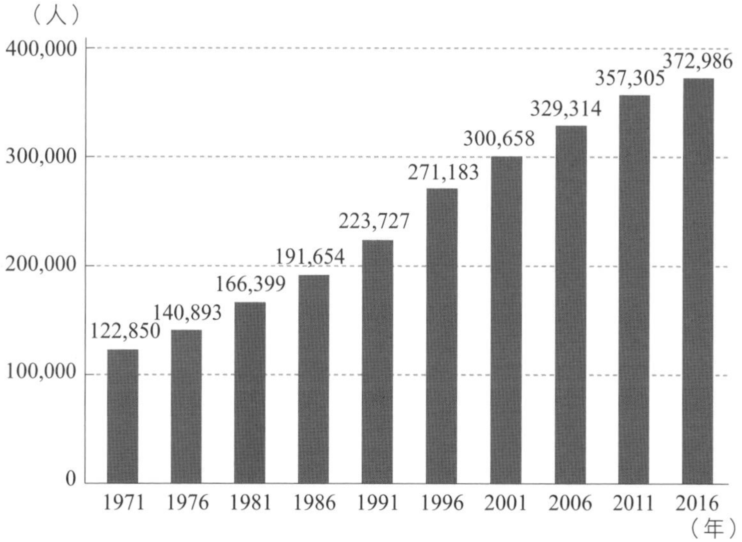

圖表14 癌症死亡人數變化

來源：平成28年人口動態統計（厚生勞動省）

死因	死亡人數	死亡率（每10萬人）
惡性腫瘤	37萬2,986人	298.3人
心血管疾病	19萬8,006人	158.4人
肺炎	11萬9,300人	95.4人
腦血管疾病	10萬9,320人	87.4人

圖表15　2016年的死亡人數・死亡率（每10萬人）的死因順位

來源：平成28年人口動態統計（厚生勞動省）

另一方面，一〇三頁的圖表15是二〇一六年日本前四名死亡原因的的死亡人數與死亡率（每十萬人）。

第一名是惡性腫瘤，也就是癌症。死於癌症的人數有三十七萬二九八六人，占全體死亡人數28．5%以上（即每十萬人口中有二九八．三人死亡）。癌症死亡人數扶搖直上，從一九八一年於死因名列第一之後，至今仍穩踞日本人死因榜首。

位居第二名死因的是心血管疾病，自一九八五年取代腦血管疾病來到第二名。此後，其死亡人數和死亡率都有上升趨勢，占全體死亡人口15．1%。

第三名的肺炎於一九八〇年，取代意外事故成為第四名死因，之後排名也持續攀升，於二〇一一年超越腦血管疾病患者來到第三名，占全體死亡人口9．1%。

第四名的腦血管疾病過去是死因之首。後來在一九七〇年跌下首位，由癌症、心血管疾病和肺炎後來居上，占全體死亡人口較低的8．4%。

日本人之所以長壽，大抵來說，和腦血管疾病發病率降低有關。不過，癌症死亡人數明顯增加，死於心血管疾病和肺炎人口也有上升的趨勢，實際上延長的只有平均壽命，而非健康壽命，在某種意義上也是理所當然的結果。

因此，為了減少以癌症為首的各種現代疾病、延長健康壽命，我們該怎麼做呢？

答案是：總之，最重要的就是澈底預防癌症。

癌症與糖尿病的密切關係

由於我在前作《免疫營養生酮飲食》已有詳細介紹，在此僅作簡單的說明。

癌細胞的主要營養來源，是碳水化合物合成的葡萄糖。而癌細胞要維持正常生命機能，必須獲得比正常細胞多出三～八倍的葡萄糖能量。

因此在癌細胞的細胞膜，一種名為「葡萄糖運輸蛋白」（glucose transporter）、負責運送葡萄糖通過細胞膜的蛋白質會異常增生。

而糖尿病就和喜歡這種葡萄糖的癌細胞生成有密切相關。

糖尿病分成第1型和第2型。

胰臟中的胰島β細胞會合成胰島素，因先天異常或受到病毒感染便導致形成第1型糖尿病（Type 1 diabetes），常發生在兒童及青少年身上。

另一方面，攝取過多糖分、肥胖、運動不足，或因壓力導致胰島素分泌異常，胰島素機能變得低下，則被稱作第2型糖尿病（Type 2 diabetes）。

一般來說，胰島素會平衡體內因飲食而上升的血糖，將葡萄糖供給給全身幾乎所有臟器細胞使用，這也是人體主要的能量來源。而當進入內臟細胞的葡萄糖過多，就會出現體重過重或肥胖。如果在飲食上持續攝取過多糖分，胰島素的敏感度就會降低，導致血糖殘留在血液中，無法被充分利用。

這種第2型糖尿病患者，約占糖尿病患者總人數的九成。

如同我在前面提到，如今日本的糖尿病患者及其預備群人數，推估達二千萬人。也就是說，約六人當中就有一人，具有誘發糖尿病的危險因子。導致這個現象的其中一個原因，是相較於歐美國家人民，日本人的胰島素分泌量較少。

再加上如今大多數人的飲食習慣歐美化，普遍攝取了過多糖分，胰島素來不及處理快速增加的葡萄糖。於是，胰臟中的胰島β細胞分泌胰島素的能力降低，也導致出現愈來愈多第2型糖尿病患者及其預備群。

早有研究指出，第2型糖尿病患者罹患癌症的機率較高。

二〇一〇年，美國的糖尿病學會與癌症學會發表了「糖尿病是癌症的致病因子」的共同聲明。日本的糖尿病學會與癌症學會，也於二〇一三年發表了這樣的共同聲明：

糖尿病（主要指第2型糖尿病）和日本人罹患大腸癌、肝癌、胰臟癌的風險增高有關。（中略）建議養成健康的飲食與運動習慣、控制體重、禁菸與戒酒，有機會預防第2型糖尿病及癌症。

同年三月，WHO也指出，現代人醣類攝取過多，為肥胖、糖尿病、癌症和蛀牙等疾病於近年急速增加的主要原因。

正如前面所提到，糖尿病指的是原本該維持血糖正常的胰島素分泌機能變得低下，導致血糖量持續升高的狀態。於是，更多的醣類變成了癌細胞的營養來源。

因此不能否認，糖尿病患者及其預備群，也同時具有癌症的體質。

除了癌症，糖尿病所引發的其他致死疾病

而且糖尿病誘發的疾病，並不只是癌症。目前所知糖尿病的三大併發症為神經病變、眼底病變和腎臟病變。其中，糖尿病腎病變必須接受每週三次、每次半天以上的血液透析，否則就會有生命危險。

除此之外，糖尿病會引發動脈硬化，也會提高心血管疾病和腦血管疾病的發病風險。也就是說，在前文提到的日本人前四大死因中，糖尿病所引發的疾病包括癌症、心血管疾病、腦血管疾病，均名列其中。此外，糖尿病也被認為和認知功能密切相關，而且導致失智症及阿茲海默症發病風險提高了兩倍。

這些疾病都和飲食失調（醣類攝取過多），以及不規律作息有很大的關聯。反過來說，改善營養失調和生活模式，可以降低這類致死疾病的發病風險，而且有助於延長健康壽命。

因此，我在後面所寫到關於預防癌症的飲食生活建議，以及澈底改善全世界人類所有

的維生素D不足問題，比什麼都來得重要。

糖尿病和維生素D

事實上，糖尿病也和維生素D有很大的關聯。胰臟分泌胰島素的胰島β細胞中，有著維生素D的受體。其中合成的維生素D會透過影響鈣濃度變化，促進胰島素的分泌。

此外，胰島素的分泌可以活化維生素D。也就是說，維生素D和胰島素作用是相互依存的關係，而攝取維生素D也被認為和預防及改善糖尿病息息相關。

來自芬蘭的研究證實了這個現象。這個研究針對一萬名以上孩童，讓他們從出生後一年開始每天攝取50μg的維生素D，展開為期三十一年的追蹤調查。

調查結果相當驚人。受試者罹患第1型糖尿病的機率降低達80%。關於維生素D大幅降低第1型糖尿病罹病風險的研究，透過與維生素D缺乏症孩童的比較，進一步獲得證實。相較於沒有缺乏症的孩童，有缺乏症的孩童罹患第1型糖尿病的機率高出兩倍以上。

同樣的，第2型糖尿病也有相關的維生素D成效報告。

美國波士頓的皮塔斯博士（Anastassios Pittas）研究團隊，針對血液中維生素D濃度和第2型糖尿病發病率，以及胰島素抗性（insulin resistance，指細胞對正常胰島素濃度反應不足的現象）之間的關聯進行研究。

未罹患糖尿病的三一四名白人受試者，三年來每天攝取17・5μg的維生素D和500mg的檸檬酸鈣，第2型糖尿病發病率大幅減少，胰島素抗性也降低。

另一方面，英國曼徹斯特皇家醫院（Manchester Royal Infirmary）的庫瑪博士團隊，針對維生素D缺乏症患者，使其五個月來每天攝取50μg的維生素D。結果發現，受試者的血糖值降低、胰島素分泌增加，而且胰臟的胰島β細胞機能也獲得改善。

美國愛因斯坦醫學院從其他角度，針對維生素D和糖尿病的因果關係進行調查。研究小組讓體重過重的六四五名肥胖成人攝取維生素D，並將受試者中的高蛋白質飲食群、標準蛋白質飲食群，再各自分類為低脂肪飲食群、高脂肪飲食群，總共四大類型，進行為期兩年的追蹤調查。

結果發現，所有群體中，體重減輕（但在統計上並非有意義的差距）和具有影響維生素D代謝有關基因（體內幫助維生素D合成的遺傳基因）產生變異的「T突變體」受試者，在胰島素的敏感性上有明顯改善。

所謂的突變體，指的是透過基因複製錯誤，演變為擁有新特質生命體的功能，大多數人都具有T突變體。

值得注意的是，高蛋白飲食群和標準蛋白飲食群相比之下，如果具有影響維生素D代謝基因的T突變體，高蛋白飲食群的胰島素濃度可以發現更明顯的改善，血液中維生素D濃度也出現統計上有意義的上升增幅。

這也顯示出，補充維生素D有助於改善糖尿病。

關於維生素D有助於預防糖尿病的功效已經無庸置疑，而這也和預防癌症為首的多數現代疾病息息相關。為了達到預防這些疾病的目的，接下來我們還必須調整飲食習慣。

癌症最大成因來自飲食習慣

一一二頁的圖表16是美國研究者於二〇〇八年發表，引發癌症死亡的原因及其所占的比例。其中飲食習慣以27%高踞第一，吸菸22%居次。關於吸菸的危害在此暫且不提，而

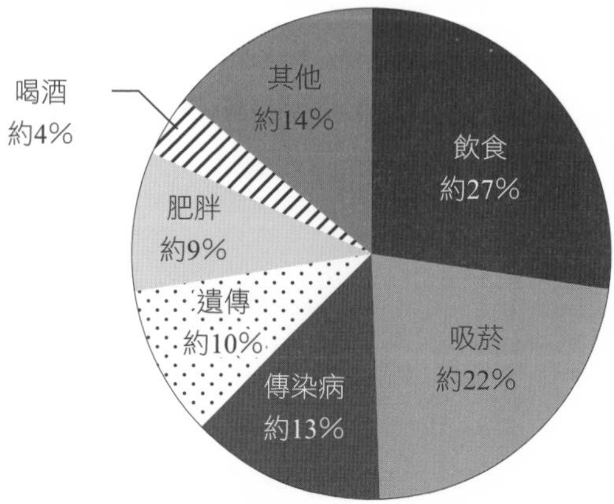

圖表16　癌症致死原因（美國）

來源：依據Anand P「Cancer is a preventable disease that requires major lifestyle changes.」部分修改

相較於吸菸，飲食習慣更是民眾死於癌症的主因。

那麼，飲食習慣到底是如何提高或降低罹癌風險？

一一三頁的圖表17是二〇一一年日本國立癌症中心，針對引發癌症風險的飲食習慣及營養相關因子的簡單統計。

〇是致癌的主要原因，↓是罹癌風險降低的主要原因。酒精會增加罹患食道癌、肝癌、大腸癌的風險；鹽分、肉類也會增加罹患胃癌和大腸癌的風險。這就是以肉類為主食的歐美化飲食生活所敲響的警鐘。研究團隊也建議，一週攝取的紅肉不要超過500g。

此外，在營養相關因子中，糖尿病攸關大腸、肝、胰臟、膀胱等部位癌症的發病機率。肥

部位	飲食習慣						營養相關因子		
	蔬菜	水果	肉類	鹽分	酒精	熱飲熱湯	糖尿病	肥胖	運動
食道	↓	↓			○	○			
胃		↓		○					
大腸			○（保存・加工肉）		○		○		↓↓（結腸）
肝臟	↓				○		○	○	
胰臟							○	○	
肺		↓							
乳房					○			○（停經後）	↓
膀胱							○		
子宮							○	○	

※○：風險主要因素，↓：風險降低的主要因素

圖表17　癌症的風險因子

來源：Inoue M「Attributable causes of cancer in Japan in 2005—systematic assessment to estimate current burden of cancer attributable to known preventable risk factors in Japan.」

胖則會增加肝癌、胰臟癌、子宮癌的致病風險。

另一方面，降低罹癌風險的食物包括蔬菜和水果，適度運動也有一定的效果（不過，我所推廣的「免疫營養生酮飲食」，基本上要避免攝取糖分過多的蔬果）。

長野縣民之所以長壽的理由

我想在這裡分享日本第一長壽縣——長野縣的例子。

長野縣於二〇一五年時的平均壽命，男性為全國第二高的八十一・七五歲，女性為全國第一高的八十七・六七歲，癌症死亡率則是全日本最低。

厚生勞動省認為，主要原因應來自長野縣的特產為蕈菇類等農作物，並提出了「長野縣的低癌症死亡率與農作物相關性的疫學研究」報告（依據日本國立癌症研究中心分所臨床疫學研究部、四所綜合醫院等共同研究）。

研究結果如一一五頁的圖表18。

圖表中，幾乎不食用鴻喜菇者的胃癌罹患率，以及一週吃不到一次金針菇或香菇者的

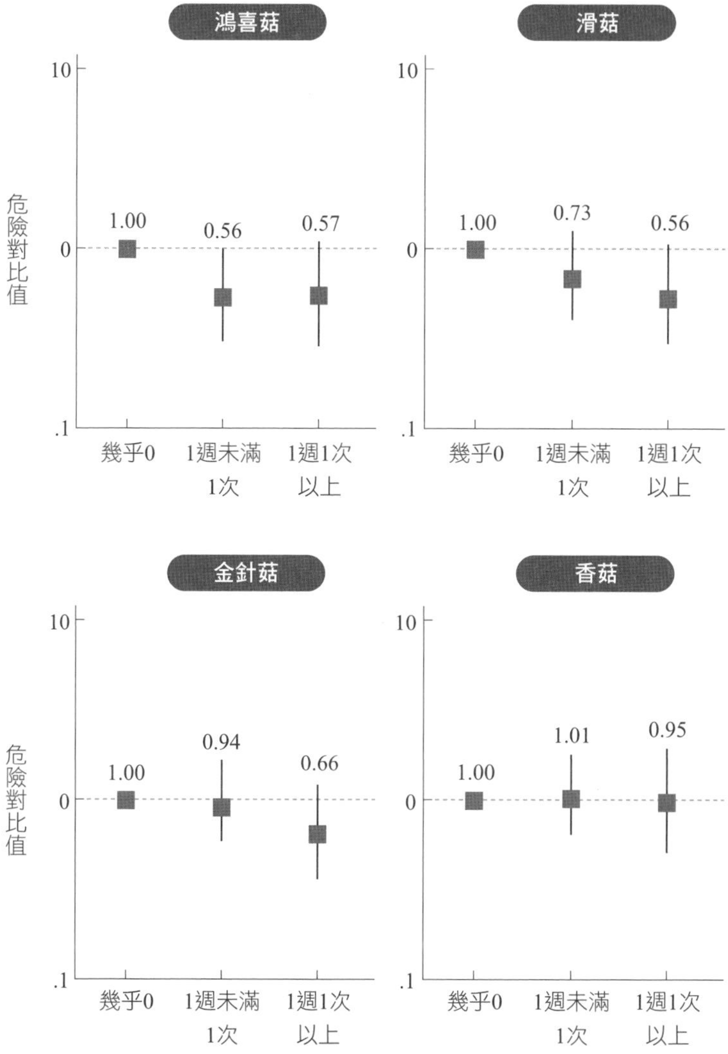

圖表18　攝取食用蕈類降低胃癌罹患風險

來源：北信綜合醫院、篠之井綜合醫院、長野松代綜合醫院、佐久綜合醫院、長野縣農村工業研究所、日本國立癌症研究中心癌症預防・治療研究中心預防研究部〈長野縣的低癌症死亡率與農作物相關性的疫學研究〉

胃癌罹患率，分別視為1（危險對比值）的情況下，對比這類蕈菇攝取量較高者的胃癌罹患率。

從圖表中可以看出，每週食用一～二次香菇的人，危險對比值幾乎沒變。但食用其他菇類的人，罹癌都明顯降低。

因此可推測，擁有長壽縣之稱長野縣的低罹癌率，應該是來自蕈類等農作物攝取量較高的緣故。

而日本總務省所實施的「家計調查」，可以證實這個推測。其中引用的不是都道府縣別的數據，而是都道府縣廳所在地別的數據，調查顯示，長野縣的蕈菇類消費量排名首位（二〇一六年）。

更進一步來看，「家計調查」中關於蕈菇類的項目包括「生香菇」「鴻喜菇」「金針菇」「其他蕈類」共四類，而長野縣每戶家庭在前述四類蕈菇的一年平均購入量為12．562kg。順帶一提，日本全國平均為9．684kg，第二名的山形市為12．229kg。

蕈類富含維生素D

蕈類富含可抑制癌症的β－葡聚糖（β-glucan）。β－葡聚糖是一種多醣體，可以活化免疫系統中最強的NK細胞，並具有誘導癌細胞凋亡的作用。

而且蕈類含有豐富的維生素D，如前文提到的黑木耳，僅僅2g就含有2．6μg的維生素D，是其他食物望塵莫及的含量。

長野縣民習慣食用蕈類，也透過減鹽、多攝取蔬菜來改善飲食，同時致力於高齡者的就業。如此一來，不僅可以預防癌症，也能夠預防高血壓及腦中風。針對日本第一長壽縣的飲食與生活模式，長野縣縣廳於二〇一四年度「長野縣健康長壽計畫・研究事業」中進行了分析。

事實上，日本全國三十五至七十五歲癌症患者人數逐年增加。然而根據統計，長野縣的同年齡層癌症患者卻有減少的趨勢。此外，七十五歲以下年齡層死亡率為全國最低的第四十七名。若從癌症種類來看，罹患胃癌男性人數為第四十五名、女性第三十七名；大腸癌為男性第四十一名、女性第四十名，排名也幾乎都是在四十七個都道府縣中的末段班。

不可否認地，大量攝取蕈類的飲食習慣，就是長野縣成為癌症死亡率極低的長壽縣主因之一。

日本男性最長壽地區——橫濱市青葉區

改善飲食與生活習慣，可以預防現代疾病和生活習慣病，進而延長健康壽命。除了長野縣，還有其他的例子。

以橫濱市青葉區為例，如果是將全國劃分為市區町村的情況下，根據近期調查，青葉區民為日本男性中最長壽的一區（女性則為第九名）。

我認為主要有以下幾個原因：

①同區居住男性的吸菸率19．1％，為全國男性吸菸率（39．3％）一半以下；即使和橫濱市整體的32．3％來對比也很低。考量到吸菸會提高肺氣腫及胃癌的風險，因

此低吸菸率可視為青葉區長壽的原因之一。

②適當飲酒率（每天啤酒兩瓶、日本酒兩合）以上者占23．1%，為橫濱市十八區中比率最低。

③飲食中關於鹽分的喜好，回答「重口味較好」為11%，也是十八區中最低比率。

④以「體重（公斤）/身高（公尺）的平方」計算BMI（身體質量指數）的標準值為二十二，二十五以上就算是肥胖。同區中，BMI二十五以上者占18．8%，這也是十八區中最低的數字。

⑤血壓無異常的人占67．7%，同樣是十八區中第一名。

根據以上調查結果，青葉區民在預防生活習慣病上懷有較高的意識，同時有意識地改善生活習慣，因此一躍成為日本男性最長壽地區。

東京都世田谷區的案例

說到長壽地區，我以前居住的世田谷區就名列東京都前三大長壽地區。同區人口於二〇一七年為八十八萬人。百歲以上有四三七人（男性六十一人、女性三七六人），占同區全人口數的0．05％。這表示，每十萬人中，就有四十九．六六人是一百歲以上。

相比之下，同一年東京都每十萬人，有四十二．八三人是一百歲以上。即使在都內，世田谷區也算是長壽地區。

我在東京都的公立醫院開設癌症專科門診，每週一天前往世田谷區的居家醫療支援診所，支援癌症患者的居家醫療，也到高齡病患家中進行拜訪。

這個經驗讓我發現，世田谷區是很適合高齡者居住的地區。

例如世田谷區中，附設照護的老人保健設施就有一七〇所以上，也是東京都內數量最多的地區。

這類自費的老人保健設施，全年都有冷暖房室溫管理，讓高齡者的身心不會因氣候變化感到壓力；飲食上注意營養平衡，每天安排娛樂休閒活動。正因為上了年紀，才更需要出門活動。

此外，當身體發生狀況，居家醫療支援醫師也會立即前往看診。這也表示，透過完善的自費老人保健設施，高齡者得以享受比擬療養型醫院的完整照護，以及舒服自在的生活空間。

長壽卻維生素D嚴重不足

一二三頁的圖表19是我從世田谷區超高齡者的初期診察中歸納得出的現況。

包括九十至一百歲女性十一人、男性二人，總計十三人的ADL（Activities of Daily Living，ADL，指日常生活活動）、血液中維生素D濃度、有無腦血管疾病史、失智症的程度、骨折史等，並從中歸納出這些超高齡者長壽的原因——腦血管疾病患者很少。

高齡者之所以需要看護的首要原因，即來自於腦血管疾病。因此沒有罹患腦血管疾病，也被認為是長壽的主要原因。

圖表中也顯示，ＡＤＬ長期臥床率為偏低的20％，可獨立行走者占60％。無論是長期臥床或仰賴輪椅的高齡者，原因大多是股骨頸骨折所致。

不過，成員的認知機能明顯衰退，輕度失智症有三人，九人以上為中度失智症狀。從圖表中也能夠一目了然的是，全體血液中維生素Ｄ極度缺乏，平均值僅8．8ng／ml。這也是高齡者因老化，皮膚不易合成維生素Ｄ的特有症狀。

近來，許多國外研究已經指出，缺乏維生素Ｄ和認知功能障礙之間的關係。為了活出健康的人生百年，除了改善飲食習慣之外，也不能忽略維生素Ｄ的攝取。

看到世田谷區高齡者的現況，我想起了居住在山口縣老家的雙親。每到冬天，冷風常從門窗等縫隙吹入，光是站在寬敞的走廊就感到寒風刺骨，在浴室脫去衣物準備洗澡時，也像在露天溫泉一樣凍得直發抖。

如今想來，這對高齡人士來說應該是相當嚴苛的生活環境。二〇一八年二月，我七十五歲的父親在入浴前失去意識跌倒，兩個月後出現意識障礙（disturbance of consciousness），之後診斷出慢性硬腦膜下出血。

年齡／性別	ADL	血液中維生素D濃度（ng／ml）	腦血管疾病	失智症	骨折史
100／女性	獨立行走	16.1	無	中度	股骨頸骨折
100／女性	獨立行走	11.0	無	重度	無
100／女性	長期臥床	7.7	無	重度	無
100／女性	獨立行走	8.6	無	輕度	無
97／女性	獨立行走	12.8	無	輕度	腰椎壓迫性骨折
96／女性	獨立行走	6.8	無	中度	無
96／男性	獨立行走	7.9	有	無	無
96／男性	輪椅代步	5.7	無	中度	無
95／女性	獨立行走	7.2	有	重度	股骨頸骨折
92／女性	獨立行走	6.4	無	重度	無
92／女性	輪椅代步	9.7	無	輕度	股骨頸骨折
92／女性	輪椅代步	7.1	無	中度	股骨頸骨折
90／女性	長期臥床	7.0	無	重度	股骨頸、腰椎

※失智症程度　輕度：可以對話　中度：某種程度可以對話
重度：無法對話　無：沒有短期記憶問題

圖表19　東京都世田谷區的超高齡者現況
來源：作者自行研究歸納

所幸父親在緊急送醫手術後救回一命。然而，環境溫差所帶來的壓力，對於高齡者的身體而言的確是一大負擔。

這也表示，長野縣民在飲食上經常攝取蕈類及高齡就業、橫濱市青葉區民對於預防生活習慣病的自覺，以及世田谷區為高齡者打造的友善空間，都是延長健康壽命的關鍵因素。

長野縣民也有維生素D不足的問題

但還是要補充一個令人震驚的事實。就連日本第一長壽縣的長野縣，也不例外地出現了維生素D不足的現象。

二〇〇三年十月，日本骨質疏鬆症學會針對居住在長野縣三十～九十五歲四六四名健康女性，檢測其血液中維生素D濃度。目的在調查血液中維生素D濃度和年齡、季節變化的關聯，以及對骨骼代謝的影響。

結果發現，血液中維生素D在冬天較低、夏天較高，雖然和季節變化有關，卻完全不受年齡影響。

另一個令人意外的發現是血液中濃度值。血液中維生素D濃度低於10ng／ml的極度缺乏狀態雖然僅2．2％，低於20ng／ml缺乏狀態人數卻占全體達55％。這也顯示，維生素D缺乏症在日本已經愈來愈普遍。

DHEA和脂聯素

維生素D究竟掌握了哪些長壽之鑰？我想在公布答案前，先向各位介紹近來備受關注的兩種長壽荷爾蒙。

首先是「DHEA」（Dehydroepiandrosterone，脫氫異雄固酮），這是由腎上腺、性腺合成的一種荷爾蒙。京都府立醫科大學研究團隊針對一百歲以上人口為全國平均三倍的京都北部京丹後市，七名九十歲以上受試者調查其長壽的原因，發現七名高齡者的DHEA數值都偏高。

DHEA也被稱作「回春荷爾蒙」，可以強化骨骼成長、增加肌肉量，還能提升性慾等生理機能。

若要從食物中攝取，富含維生素C等營養素的食物都有助於分泌DHEA。此外，壓力會導致DHEA分泌減少。因此為了激發長壽荷爾蒙的活性，需要養成定期舒緩壓力、從事娛樂休閒的生活習慣。

另一個長壽荷爾蒙是「脂聯素」（Adiponectin），這是由脂肪細胞分泌的荷爾蒙。發現此一荷爾蒙的大阪大學醫學院研究團隊指出，脂聯素不僅有助於胰島素作用，可以預防及改善糖尿病，還能擴張血管，預防高血壓與動脈硬化等疾病。

脂聯素可以透過大量攝取大豆類食品來增加活性，而事實上，慶應義塾大學醫學院的研究發現，長壽者體內明顯分泌更多這種荷爾蒙。

比較六十六名一百歲以上的女性，以及六十六名二十歲世代年輕女性的脂聯素分泌量，一百歲以上女性的平均值幾乎是二十歲世代年輕女性的兩倍之多。

維生素D也是長壽荷爾蒙

相較於前述兩種長壽荷爾蒙，我認為維生素D也是一種長壽荷爾蒙。

維生素D除了能夠促進腸道吸收鈣促進骨骼生長，也具有誘導癌症等異常細胞凋亡的作用；調節T細胞、B細胞等免疫系統作用；預防流感及肺炎；透過抑制血小板凝結預防動脈硬化；還能促進胰島素分泌改善糖尿病。

事實上，近來血液中維生素D（1,25-OH2維生素D）和預後（即無惡化存活期，在疾病（大多指癌症）治療或手術後，疾病未惡化的時期長度）的相關性，格外受到注目。

這個契機源於陸續有研究發現，在透析患者身上使用活性維生素D製劑，可以改善心血管系統功能、降低死亡風險。此外，許多觀察報告也指出，對透析患者進行維生素D治療，可以改善心臟肥大、增強心肌收縮力及提升免疫機能。維生素D作為長壽荷爾蒙的功效已逐漸廣為人知。

維生素D在許多方面都與維持身體機能健康有關，如同前面所提到，合成維生素D的維生素D受體廣泛存在於骨骼、腎臟、小腸等內臟，以及器官之外心肌、血管、免疫細胞、神經細胞等身體各部位。這也顯示，我們在體內合成維生素D，是維持正常生命機能不可或缺的機制。

例如在「骨血管相關」研究中，關於維生素D與骨質疏鬆症及血管鈣化（動脈硬化）

風險，有以下很有意思的發現。

活性維生素D主要經由腎臟合成，並在腎功能正常者體內調節血液中維生素D濃度。當濃度愈低，愈容易導致冠狀動脈鈣化。

由此可知，維生素D濃度與骨血管之間極可能具有高度相關性。

如同DHEA和脂聯素，維生素D也是一種長壽荷爾蒙，並協調維持我們身體各種正常機能運作。

不過，雖然我建議各位攝取維生素D補充劑，卻不推薦DHEA和脂聯素的補充劑。因為無論濃度為何，在未經醫院進行一般測試的情況下，都無法確認補充劑的安全性。

尤其是身為男性荷爾蒙的DHEA，也是女性荷爾蒙雌激素的原料，有報告指出，許多外國女性的多毛症與皮脂分泌過多，就是這種男性荷爾蒙過度分泌所產生的副作用。

請各位務必多加留意。

維生素D不足導致肌力低下

維生素D不足所造成較具代表性的疾病，包括骨質疏鬆症、佝僂症和退化性關節炎等。而較鮮為人知的是，在這些疾病影響下，也會導致肌肉力量減退。

這種因肌肉量減少而引發的身體機能衰退，又被稱作「肌少症」（Sarcopenia）。這種疾病除了會提高高齡者跌倒或骨折的風險，骨質疏鬆症和骨軟化症患者在服用藥物的效果上也會大打折扣。

引發肌少症的原因很多，包括缺乏維生素D、蛋白質低攝取以及糖分攝取過量，其他還有諸如吸菸、飲酒過量、老化、長期臥床、運動不足、缺乏性荷爾蒙、糖尿病、使用類固醇等。

癌症患者也會因為疾病本身，以及使用抗癌藥物的副作用，出現肌肉量減少的情況。尤其是肱二頭肌和股四頭肌的減少，明顯是來自次發性肌少症症狀。

此外，身體一旦因肌少症而肌肉量下降，透過胰島素調控血糖的功能也會衰退，胰島素無法正常發揮作用，將會引發胰島素抗性的結果。而這也是第2型糖尿病發病，造成骨骼肌肉量減少，隨後引發次發性肌少症的惡性循環。

前文已經提過很多次，全身肌肉細胞都具有維生素D的受體。且有研究證實，維生素D與受體結合，可以促進肌肉內蛋白質的合成，也和快縮肌（白肌）瞬間爆發力功能的回復有關。

而大部分高齡者的跌倒及骨折，也肇因於快縮肌衰退後難以負荷身體重量所致。為了減少這種情況，就必須恢復並增強快縮肌的肌力。

事實上，許多研究都已經發現維生素D的血液中濃度與肌少症的關聯，並做出了以下結論：

血液中維生素D濃度不滿20ng／ml，會伴隨肌肉量減少而導致身體機能衰退，並增加跌倒及骨折的風險。

不過，這些研究結果並不全部一致，其中大部分的結論也難以斷言強化維生素D即可降低肌少症的發病風險。

因此，為了預防因老化引發的肌少症，除了補充維生素D，也要將原本以醣類為主的飲食，積極轉為增加肌肉量的高蛋白飲食。同時，適度的運動也相當重要。

骨質疏鬆症和維生素D

隨著年齡增加，骨質疏鬆症的出現也變得愈發普遍。這也可以說是人一旦上了年紀，就容易罹患這種疾病。尤其是邁入超高齡社會的日本，患者人數更是急遽上升。

如今人數已來到一千三百萬人，可說日本全體人口的10％都是骨質疏鬆症患者。若包含預備群，推估可達兩千萬人。而且這種病好發於停經後的女性，原因是女性停經後，荷爾蒙中的雌激素分泌量減少的緣故。

為何老化會引起骨質疏鬆症？我將八十三頁中「維生素D的三種生理作用」以另一種角度提出解釋，列出以下三個主要因素：

①腸道內吸收鈣的能力降低。

②腎臟中維生素D活性化能力衰退。

③維生素D不足導致副甲狀腺荷爾蒙分泌量增加。

第③點也在此補充說明，副甲狀腺荷爾蒙分泌量一增加，血鈣濃度就會變低，骨骼中的鈣會因此進入血液，導致骨質密度下降。

一三三頁的圖表20是以停經後一二六二名女性為受試者，根據血液中維生素D濃度將其分成四組，針對十五年期間的骨折發生率進行追蹤調查。

如資料所示，經過五年之後，血液中維生素D濃度在30ng／ml以上及不足20ng／ml的群體，在統計上就出現了有意義的差距，過了十五年後則有更明顯的差距。

調查中也發現，骨質疏鬆症所導致的骨折，約有80％為股骨頸骨折。這主要是因為跌倒後臀部撞擊地面，而股骨頸骨折也有每年增加的趨勢。我也試圖掌握伴隨高齡者增加，維生素D缺乏症的蔓延與這類疾病的關聯性。

公益財團法人骨質疏鬆症財團折茂肇醫師等人，針對日本國內五十所設施進行調查後發現，日本全國股骨頸骨折發生人數，推估每年可達八萬九九〇〇～九萬四九〇〇人，其中因此長期臥床或需照護者約占36～42％；而根據國外針對股骨頸骨折及血液中維生素D濃度關聯的調查研究，其中多達91．6％患者有缺乏症，濃度都低於20ng／ml。

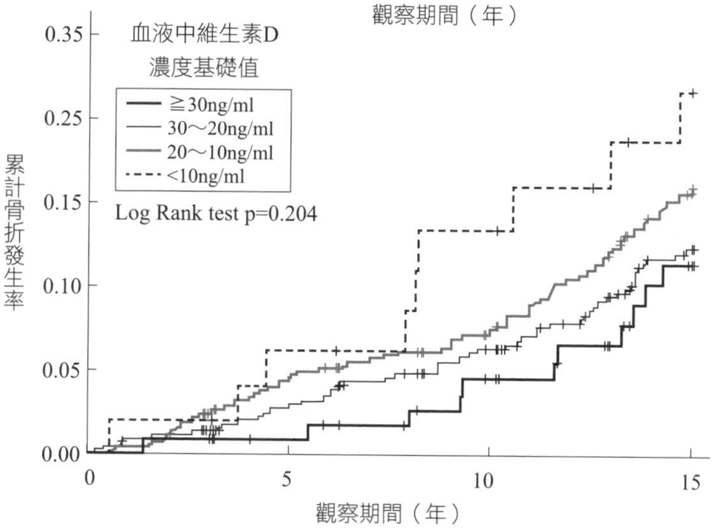

圖表20　血液中維生素D濃度與15年骨折發生率

來源：岡崎亮〈骨質疏鬆症與骨折〉《食與醫療 2018 SPRING-SUMMER Vol.5》

此外，也有一項很有意思的研究，針對不曾骨折的三十五名高齡女性，以及跌倒後骨折的七十二名高齡女性患者，分別調查其血液中維生素D濃度。

結果發現，不曾骨折的高齡女性血中濃度平均為18．6％；相較之下，跌倒後骨折的高齡女性僅有9．1％，呈現極度缺乏的狀態。

隨著年齡增加，維生素D只會更加缺乏。維生素D和因骨質疏鬆症及骨折，需長期臥床及照護患者密切相關。由此可知，在飲食中補充維生素D及適度運動，是邁向人生百年時代必不可少的條件。

腦血管及心血管疾病

如前所述，腦血管及心血管疾病（腦中風及心肌梗塞等）高踞日本人死因前幾名。維生素D能有效抑制此類疾病，以下介紹它的三個主要功效：

首先是活性維生素D能**抑制血壓上升**。

維生素D能抑制血壓的功效，已於二〇〇七年哈佛大學佛曼（Forman）博士的大規模研究中獲得證實。研究團隊針對六一三名男性、一一九八名女性血中維生素D濃度與高血壓發病的相關性，進行四～八年的追蹤調查。結果發現，比起血液中維生素D濃度在30ng／ml以上的受試者，低於15ng／ml的男性約六倍、女性約三倍，罹患高血壓的風險更高。

腦血管及心血管疾病和高血壓的因果關係已經非常清楚了，維生素D對於這些疾病之所以有功效，還有一個重要因素：血管內皮細胞與心肌細胞等部位，廣泛存在維生素D的受體。

維生素D在這些細胞中的作用，可以**防止動脈粥狀硬化**（atherosclerosis，動脈內壁由於脂肪堆積形成粥狀斑塊，動脈管腔變得狹窄的症狀）發生。而動脈粥狀硬化，正是引發動脈硬化的主要因素。因此補充維生素Ｄ，也和預防動脈硬化所引發的腦梗塞及心肌梗塞息息相關。

維生素Ｄ還有一個作用，就是**抑制副甲狀腺荷爾蒙的分泌**。副甲狀腺荷爾蒙會導致心肌細胞肥大，容易引起發炎，並提高心臟肥大及動脈硬化的風險。而維生素Ｄ能降低罹患這些疾病的風險。

將以上內容當作前提基礎，接著我將向各位進一步說明心臟疾病與維生素Ｄ的關係。

心臟疾病和維生素Ｄ

造成心臟疾病死亡的主要原因，大多是心肌梗塞。某部分血管因動脈硬化產生血栓，造成血流阻塞，因而導致心肌缺血，這就稱為心肌梗塞，特徵是伴隨激烈的疼痛。

心肌梗塞的死亡率很高，必須盡早進行急救處置。在日本生活習慣病預防協會（ＪＰＡＬＤ）發表的一分研究報告中，證實了這個說法。

舉例來說，二〇一四年死於心臟疾病人數達十九萬六九二六人，其中心肌梗塞患者約有14%，都在就醫途中死亡。此外，發病後三十天內的院內死亡率也有6～7%。也就是說，這種疾病即使能短暫搶救回性命，還是讓人無法安心。

另一方面，吸菸也是引起心肌梗塞的主要因素。JPALD也在報告中指出，吸菸者在戒菸後十～十四年，心肌梗塞發病風險下降至和非吸菸者相同。

導致心肌梗塞的主要原因，包括高血壓、動脈硬化和糖尿病等疾病。維生素D雖然無法直接預防心肌梗塞，卻具有預防前期高血壓、動脈硬化和糖尿病的功效。這部分我在前面已經提過了。

一九九〇年，奧克蘭大學的斯拉格博士（Robert Scragg）團隊曾進行一項研究，證實了這項論點。

相較於血液中維生素D濃度低於10ng／ml的人，濃度高於17ng／ml的人，心肌梗塞發病危險性降低70%。

二〇〇八年，哈佛大學醫學院副教授喬萬努奇（Edward Giovannucci）等專家學者發現，比起血液中維生素D濃度高於30ng／ml的人，未滿15ng／ml的人在心肌梗塞發病風險上高出二・四倍。

從這分研究可得知，如果將血液中維生素D濃度維持在正常範圍30ng／ml以上，對於預防心肌梗塞極有幫助。

腦血管疾病和維生素D

腦血管疾病（腦中風）為日本人死因的第四名，可以大致區分為**腦出血**、**腦梗塞**和**蜘蛛膜下腔出血**三種類型。

其中最常發生的是腦梗塞。原因有二：一是腦血管出現動脈硬化，引起血栓堵塞血管（腦血栓）。

另一個原因來自腦部以外的阻塞物。最具代表性的是一種名為「心房顫動」的心律不整現象，滯留的血塊會隨血流到達腦部，引起腦梗塞（腦栓塞）。

一旦發生腦梗塞，就會出現手腳發麻或口齒不清的症狀，並隨時間漸趨惡化，致死情況並不少見。這種四肢發麻或言語障礙等現象，通常也會形成後遺症。而且腦細胞中的神經元一旦受損，幾乎無法修補或再生。

根據日本生活習慣病預防協會調查統計，二〇一四年的腦血管疾病患者人數約一一七萬九千人，其中因腦梗塞死亡人數為六萬六〇五八人。我在前面提到的需照護患者，大多都是因為腦梗塞發作（腦中風）。

說到腦出血，日本的腦血管疾病患者比例，比起歐美國家要高出二～三倍。這也顯示出日本高血壓患者人數較多的現象。

引起腦血管疾病的原因也和心血管疾病一樣，包括高血壓、動脈硬化和糖尿病等。而維生素D不足也被證實和這些疾病有極大的相關性。

英國阿登布魯克醫院（Addenbrooke's Hospital）的普爾醫師（Kenneth E. S. Poole）等人於二〇〇六年公開研究結果，指出急性腦中風患者中，高達77％以上體內缺乏維生素D。經過為期一年的追蹤調查，發現患者體內的濃度還是很低。

根據這個現象，研究團隊認為，維生素D不足是導致腦中風的風險因子，患者經治療後，為了健康著想還是需要持續補充維生素D。

憂鬱症和維生素D

說到現代疾病，憂鬱症等精神疾病正以驚人的速度擴散世界。

二〇一七年，WHO公布全球憂鬱症患者占全世界人口4．4％，達到三億二二〇〇萬人。其中在五十五～七十四歲這段年齡區間最容易發病，從二〇〇五年開始，總人數就增加了18．4％。

如今有關憂鬱症的一大問題是，年輕患者人數有上升的趨勢。二〇一五年時，全世界自殺人數有七十八萬八千人，憂鬱症患者占其中1．5％。而在十五～二十九歲的年輕患者中，自殺就高踞第二大死因。因此，如何因應憂鬱症，已經是全世界人類的重要課題。

事實上，維生素D也有改善憂鬱症的作用。憂鬱症是腦中神經傳導物質失衡所導致的疾病，而腦前額葉皮質、海馬迴、視丘及下視丘等多處，都已確認存在有維生素D受體。

研究發現，維生素D不僅能幫助大腦抵禦氧化壓力（oxidative stress）的威脅，還具有改善多巴胺、正腎上腺素等神經傳導物質機能的作用。

許多研究都證實，維生素D有改善憂鬱症的效果。其中之一來自伊朗卡尚醫科大學（University of Kashan）塞佩魯瑪內修博士等人，他們針對四十名伊朗的重度憂鬱症（Major depressive disorder，不只是憂鬱症，也同時引起認知及睡眠障礙的自律神經系統精神疾病）患者進行調查。

將受試者分為每週投藥125μg維生素D組及安慰劑組，調查總共為期八週。結果發現，服用維生素D組的憂鬱症症狀出現緩解。研究也發現，服用維生素D組的胰島素功能及氧化壓力都獲得改善。

此外，德黑蘭醫科大學的柯拉瑪尼亞博士團隊，將四十二名重度憂鬱症患者分成兩組，一組每天服用百憂解20mg和維生素D 37．5μg，另一組每天只服用百憂解。經過八週後，服用維生素D的受試者症狀明顯改善。

憂鬱症的成因，主要來自精神上壓力超過負荷。然而，是因為缺乏維生素D促使壓力累積、引發憂鬱症？或者憂鬱症的發作是因為缺乏維生素D？

儘管相關主題研究還有討論空間，不過攝取過多醣類及缺乏礦物質等營養素，已被證實會提高憂鬱症發病風險。

因此，為了改善及預防憂鬱症，在自我壓力檢測及尋求醫師諮詢之外，我認為也有必要調整飲食習慣，以及定期檢測維生素D的濃度。

失智症和維生素D

和憂鬱症一樣，失智症患者人數的急遽上升也成為社會問題。這個伴隨人口高齡化而發生的現象，在厚生勞動省針對六十五歲以上失智症高齡人數進行推估後，顯得更加嚴峻。

根據推估，二〇一二年日本全國老年失智症患者約四六二萬人。相較於一九九五年占全體人口的6．9％，二〇一二年則增至8．4％。若按這個速度，到了二〇二五年預估可超過七百萬人。

身為失智症預備群、罹患輕度認知障礙的老年人，在二〇一二年時推估為四百萬人，也就是說，六十五歲以上高齡人口中，每五人就有二人是失智症的預備群。

除此之外，年輕型失智症（十八～四十四歲，又稱早發性失智症）和初老期失智症

（四十五～六十四歲）近年來愈發普遍。二〇〇六至二〇〇八年，一項針對日本全國五縣二都市的調查發現，十八～六十四歲的失智症患者，每十萬人就有四十七．六人，而且男性的比例較高。

失智症來自腦血管疾病、阿茲海默症、頭部外傷的後遺症等等。

腦血管疾病所引起的失智症，又被稱作多發性腦梗塞失智症（multi-infarct dementia）。顧名思義，也就是腦中風後因認知功能衰退引發的失智症。

而阿茲海默症的成因，則來自腦中名為β澱粉樣蛋白（Beta-amyloid）的蛋白質異常增多。這種蛋白質會破壞神經細胞間專職訊息傳遞的突觸（synapse，兩個神經原的相接處），降低記憶形成的能力，並造成認知功能衰退。目前日本的阿茲海默症患者，約占全體失智症患者的60％。

失智症患者急速增加的原因，如今已知除了日本人的長壽之外，還包括攝取過量碳水化合物與肉類的歐美化飲食習慣，以及缺乏維生素D等。

阿茲海默症和帕金森氏症，都源於大腦中掌管記憶的海馬迴中缺乏防止大腦老化及促進活性的蛋白質，以及和形成大腦神經迴路有關的蛋白質。

而維生素D的受體，也廣泛存在於海馬迴裡。我在前面提到，補充維生素D為改善憂鬱症的要素之一，而要達到此功效，則須仰賴維生素D所促進合成的這兩類蛋白質。

因此，對於在阿茲海默症和帕金森氏症患者身上是否會出現相同的效果，應該可從英國艾希特大學（University of Exeter）研究團隊進行的追蹤調查窺得端倪。

研究團隊針對一六五八名未罹患失智症、且行為能力良好的六十五歲以上高齡英國人，進行血液中維生素D檢測，調查平均六年後失智症的發病狀況。

結果發現，血液中維生素D濃度和失智症發病情況明顯相關。10～20ng／ml的輕度缺乏群中失智症發病機率為53％，而不足10ng／ml的重度缺乏群發病機率更高達125％。

即使是阿茲海默症，輕度維生素D缺乏群中有69％，重度缺乏群也有高達122％的發病風險。

這也表示，重度維生素D缺乏症者，無一例外都罹患了失智症。

生酮飲食預防失智症和阿茲海默症

根據厚生勞動省曾發表的「日本人飲食攝取標準（二〇一五年版）」，並無明確證據顯示認知功能下降與營養的相關性。

不過，在日本神經科學會發表的「失智症疾病治療指南二〇一七」中，許多報告都提到了失智症和營養的相關性，並表示以碳水化合物為主的高卡路里飲食，以及低蛋白質、低脂肪的飲食，都有更高機率引發失智症或輕度認知功能障礙。

此外，要降低罹患失智症的風險或預防失智症發生，補充大豆、大豆食品、藻類、乳製品、紅酒等食物很重要。日常飲食中，則著重於攝取新鮮水果、蔬菜、海鮮、全穀食品（未除去果皮、種皮和胚芽的穀物），使用橄欖油的地中海食物，以及樣式多元、著重新鮮自然食材的日本料理等。這些都和預防失智症有很密切的關係。

而無論是以肉類為主，或是減少攝取碳水化合物、以植物性蛋白質為主的飲食模式，都很接近我所推廣的「免疫營養生酮飲食」。

一般來說，大腦的能量來源是葡萄糖。相關內容我會在下一章向各位更進一步說明。一旦缺乏葡萄糖能量時，體內部分的脂肪酸或胺基酸會製造出「酮體」這種物質，作為替代葡萄糖的能量來源。

而這些酮體正是「免疫營養生酮飲食」中強化蛋白質、EPA、維生素D的基礎。我所有實行這種飲食法的高齡患者當中，認知功能都不曾出現問題。這也意味著，生酮飲食對於失智症及阿茲海默症，都是有效的預防對策。

生酮飲食影響認知功能的調查報告

這分調查報告也證實了我的想法。日本國立精神・神經醫療研究中心神經研究所和明治株式會社，針對生酮飲食能否提升高齡者的認知功能展開共同研究。

研究團隊首先關注的是，隨著年齡上升或腦疾病發作，我們的大腦會逐漸失去正常機能，利用葡萄糖轉換能量的能力也會降低。因此推測，當酮體取代葡萄糖，成為新的能量來源，應可有效改善認知功能。該研究以未罹患失智症的十九名六十歲以上高齡者為對象，探討生酮飲食提升老年人認知能力的功效。

為了讓酮體成為體內能量轉換來源，研究團隊讓受試者在不同日子分別進行生酮飲食（中鏈脂肪酸油奶粉）及同卡路里的一般飲食（長鏈脂肪酸油奶粉），並測量受試者血液中的酮體濃度及多種認知能力。

在認知功能測驗中，包括將記憶和資訊暫存、進行操作的「工作記憶測驗」，以及促進某一目的達成的「執行功能測驗」，並以數據分別表示。

調查結果如左頁圖表21。無論是其中哪一種測試，受試者在攝取生酮飲食的時候，於一連串認知能力測驗上都表現更好。

此外，若依照受試者進行一般飲食時的認知功能測驗成績來區分為高分組及低分組，低分組的認知功能測驗成績在實行生酮飲食的情況下有了更明顯的提升。

由此可知，「生酮飲食」在很大程度上有助於預防失智症。

但是，這個研究較令人遺憾的是，未能有效限制醣類攝取，因此產生的酮體較少。

若能讓受試者在一餐中攝取的醣類限制在30 g以下，而能夠產生酮體的飲食（中鏈脂肪酸油奶粉）則維持攝取20 g，會更有望改善認知功能。

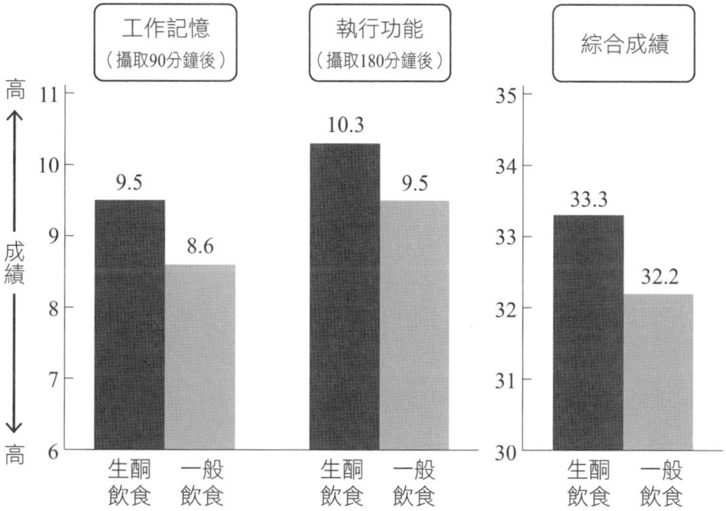

圖表21　生酮飲食對認知功能造成的效果

來源：Ota M「Effect of a ketogenic meal on cognitive fuction in elderly adults: potential for cognitive enhancement.」

至於這種能預防失智症及癌症、糖尿病等現代疾病的「生酮飲食」，到底是什麼？為什麼預防癌症的「生酮飲食」，也能有效預防所有現代疾病？

下一章中，我在解說維生素D功效的同時，也會針對「免疫營養生酮飲食」在治療癌症上出現驚人功效的病例，為各位進行詳細的介紹。

第四章

維生素D＋免疫營養生酮飲食——最強的癌症療法

超乎預期的效果

「免疫營養生酮飲食」是癌症的支持療法，透過弱化癌細胞、強化正常細胞攝取各種營養，來截斷癌細胞的能量來源。

對此，我在前作《免疫營養生酮飲食》中已有詳細說明，這種療法基本上是極端限制攝取醣類，並強化蛋白質及Omega-3脂肪酸（不飽和脂肪酸）中EPA等營養素的攝取。

從二〇一六年下半年起，再經由強化維生素D的攝取，讓該療法的成效超乎預期。如同我在後面提到的許多案例，各種現代醫學中難以治癒的癌症，都達到完全緩解的結果。

透過生酮飲食所產生的酮體，不僅能取代葡萄糖成為能量來源，許多臨床研究也指出具有抑制癌症及癲癇發作的效果。

一般來說，未實行生酮飲食者的血液中酮體濃度標準值為28～120μM（Micromolar，微莫耳濃度。莫耳濃度為每一公升溶液中含有溶質的莫耳數。一微莫耳濃度＝10^{-6}莫耳／公升）。

我在治療癌症時，目標是使患者的血液中酮體濃度至少超過1,000 μM，而在加強維生素D的攝取之後，治療過程確實出現變化。即使血液中酮體濃度沒有達到目標值，但癌細胞卻縮小的案例明顯增加了。

這也和加強維生素D的攝取，進而調節體內免疫機能，促使癌細胞發生細胞凋亡（細胞死亡）有一定的關聯性。也就是說，維生素D能確實讓「免疫營養生酮飲食」療法發揮效果。

酮態和酮酸血症

關於生酮飲食，許多醫界人士多少會抱持著疑慮。而疑慮的最大原因來自酮態和酮酸血症。

酮態（酮症）指的是人體內酮體濃度上升的狀態。酮酸血症則是指血液因過量的酮體導致血液酸化的狀態，並且出現意識不清、噁心和腹痛等症狀。

酮酸血症的發生原因，首先是胰島素不足無法代謝血液中的葡萄糖，而導致高血糖，而人體通過分解脂肪酸產生大量的酮體（替代能量來源），會顯著地造成血液酸化。

然而關於酮態，只要胰島素維持正常運作，就不會出現血液酸化的問題。這也已經在許多臨床研究中獲得證實。以第2型糖尿病患者來說，患者仍具有製造分泌胰島素的能力，因此幾乎不會發生導致血液酸化的酮酸血症。

所以關鍵還是在酮酸血症。尤其是幾乎無法分泌胰島素的第1型糖尿病患者，在極端限制醣類攝取的情況下，血中酮體濃度大幅上升，因而陷入意識障礙或昏睡等緊急狀態，必須立刻進行急救。此外，一般人在未經醫師建議下進行的過度限制醣類攝取，也會造成我在後面所提到的「雲霄飛車式血糖」這種嚴重症狀。

儘管如此，這並不表示「生酮飲食＝有害健康」。不如說，取代葡萄糖的酮體能量，除了具有預防以癌症及失智症為首的現代疾病功效，也有打造不易疲倦體質的功能。

然而，二〇一四年登場的「ＳＧＬＴ２抑制劑」（低血壓風險排糖藥）透過將葡萄糖由尿液中排出，排除了人們對於「酮體風險論」的疑慮。「ＳＧＬＴ２抑制劑」會讓身體內的酮酸緩慢上升。除了有助於治療及預防糖尿病，也有研究顯示，其具有保護臟器的功能。

這也讓許多對限制醣類攝取抱持懷疑態度的醫界人士，在體內酮酸「緩慢」「穩定」的前提下，認同了生酮飲食的功效。

廣獲學界認同的生酮飲食功效

適當限制醣類攝取及實行生酮飲食，在醫療上的功效，也逐漸獲得營養學專門學會認可。

我所發表關於生酮飲食的論文，在二〇一七年七月刊載於日本靜脈經腸營養學會的期刊上。同年十月，我在日本臨床營養學會年度總會上，以「癌症的營養療法」為指定講題，發表了生酮飲食的功效；二〇一九年二月，我也在日本靜脈經腸營養學會年度總會上，以「限制醣類攝取在癌症治療上的可能性」為主題進行座談。

不過，另一方面，也有營養學會直到現在都無法理解限制醣類攝取和生酮飲食之間有什麼不同。

在這些團體當中，比如說日本病態營養學會可說是遠遠跟不上時代的學會了。二〇一六年一月，我寫了一篇關於生酮飲食功效的論文投稿至該學會期刊，被下述的理由拒絕刊登：

> 生酮飲食和限制醣類攝取一樣，為一種限制卡路里的方式。因此生酮飲食的效果，即是限制卡路里所帶來的效果……

這讓我非常驚訝。因為這個學會竟然把生酮飲食僅僅視為一種卡路里限制飲食。為了避免更多讀者誤解，且讓我再次說明。

生酮飲食和卡路里限制飲食的差異

關於我所提倡的免疫營養生酮飲食，是以限制醣類攝取為基礎，並非限制卡路里總攝取量。因限制醣類而不足的卡路里，主要透過富含優質蛋白質的海鮮、大豆製品的脂肪等食物，以及中鏈脂肪酸（MCT）油來攝取。

脂肪可以大致分為**不飽和脂肪酸**和**飽和脂肪酸**，飽和脂肪酸又依據結合碳元素的長短，區分為短鏈脂肪酸、中鏈脂肪酸和長鏈脂肪酸。

當中，中鏈脂肪酸的特徵是分子較小，可快速經由小腸吸收。而且相較於長鏈脂肪酸，吸收率為四倍，代謝速度則達到將近十倍，可說是幫助酮體能量產生的強大武器。

一五六頁的圖表22中，將簡化呈現免疫營養生酮飲食的進行過程，從正常飲食到95%限制醣類攝取共分為五個階段，並從癌症治療的觀點，將個人一天所需總卡路里數設定在「體重×35～40」的範圍。

在這裡的設定是體重五十公斤的患者，每日所需總卡路里數為１８００kcal。

一般來說，碳水化合物的攝取量約占人體總熱量的50～65%。如果以前面提到１８００kcal換算起來，就必須攝取９００～１１７０kcal的碳水化合物。

而合成碳水化合物的葡萄糖，１g相當於４kcal的熱量，因此需要攝取２２５～２９２g的碳水化合物。

所以我們會看到，碳水化合物的一般建議攝取量為一餐80g以上、一日２４０g以上。若以總卡路里（１８００kcal）來說，碳水化合物就占53%以上（２４０g以上×４

限醣階段	醣類／MCT油	對象
正常飲食 （1天1800 kcal）	1餐80g以上、1天240g以上／0	肥胖 代謝症候群預備軍
50%限醣 未產生酮體！	1餐40g以下、1天80～130g（包含零食點心10 g）／0	肥胖 代謝症候群預備軍 低碳水化合物飲食者（Low-carb diets，LOCABO）
60%限醣 半生酮飲食 尿中酮體 （＋10）	1餐30g以下、1天90g以下／MCT 40 g	預防癌症（第一期復發預防） 失智症 運動員
80%限醣 生酮飲食 尿中酮體 （＋50）	1餐20g以下、1天60g以下／MCT 60 g	預防癌症復發（第二、三期）
95%限醣 超生酮飲食 尿中酮體 （＋100）	1餐10g以下、1天30g以下／MCT 80 g	癌症治療（第四期）

※尿中酮體檢測：使用泰爾茂（TERUMO）醫藥URIESU－Db

※其中部分數據和《免疫營養生酮飲食》的差異，來自於為順利進行所放寬的標準

圖表22　免疫營養生酮飲食的區分（作者分類）

來源：古川健司〈癌症的營養療法 截斷癌細胞能量來源的生酮飲食療法〉

kcal＝960kcal以上）。這種情況下就容易淪為肥胖症或代謝症候群的預備軍。

50％限醣

為了預防肥胖症、代謝症候群，以及伴隨而來的糖尿病等疾病，必須進行接下來要向各位說明的「50％限醣飲食」。

此時的碳水化合物攝取量必須控制在一餐40g以下。一天的碳水化合物攝取量約80～130g（包含零食點心中的碳水化合物約10g），在總卡路里數中占比為18～28％。若未食用MCT油，就補充魚類及大豆製品中的脂肪，以確保1800kcal的總熱量攝取。

但是在這一階段，並不會產生預防癌症必要的酮體。

半生酮飲食

在預防癌症（包含預防第一期術後復發）及失智症上，則須要進行「60％限醣飲食」。這也是被稱作「半生酮飲食」的限醣飲食法。

碳水化合物的攝取控制在一餐30g以下、一天90g以下。為了達到總卡路里的攝取量，必須想辦法適當提高其他熱量來源，然而只靠一般的食物並不容易。

因此在半生酮飲食中，建議可以一天40g的MCT油搭配生菜沙拉食用。1g的脂肪可以產生9 kcal的能量，因此40g的MCT油可以補充360kcal（40g×9 kcal）的能量。

這個階段可以產生約500μM的酮體，不僅能有效預防癌症及失智症，也有保護心、腎等臟器的作用。

此外，透過這種飲食可以打造不易疲勞的「混合動力人體」。日本職業足球員長友佑都選手據說也是採取半生酮飲食。

生酮飲食～超生酮飲食

為了預防第二期及第三期癌症復發，可以依照一五六頁圖表的說明，實行被稱作「生酮飲食」的「80%限醣飲食」。碳水化合物一餐的攝取量控制在20g以下、一天60g以下；MCT油1天攝取60g。

此時血中酮體濃度會急速上升，甚至可能達到1000μM以上。

接下來是治療癌症的終極武器，對於癌症第四期患者可能具有高度治療功效的「95%限醣飲食」，也就是「超生酮飲食」。

這種飲食法相當困難。碳水化合物的攝取量為一餐10g以下，一天也必須控制在30g以下。當然，如果只從食物中要攝取足夠的卡路里很困難，因此在超生酮飲食中，一天攝取80gMCT油，是身體製造酮體不可或缺的關鍵。

超生酮飲食在能量攝取比例上，和正常飲食比起來有所差異。

從一六〇頁的圖表23即可一目了然。

以碳水化合物在總卡路里的占比來看，正常飲食為65%，超生酮飲食則降至5%以下；而相較於正常飲食中蛋白質11%的占比，超生酮飲食來到20%，提高近兩倍。

從魚類等食物攝取的脂肪能量占比來看，正常飲食為24%，超生酮飲食為25%，並無太大差距。但是在超生酮飲食中，屬於脂肪的MCT油就占了總能量的50%。

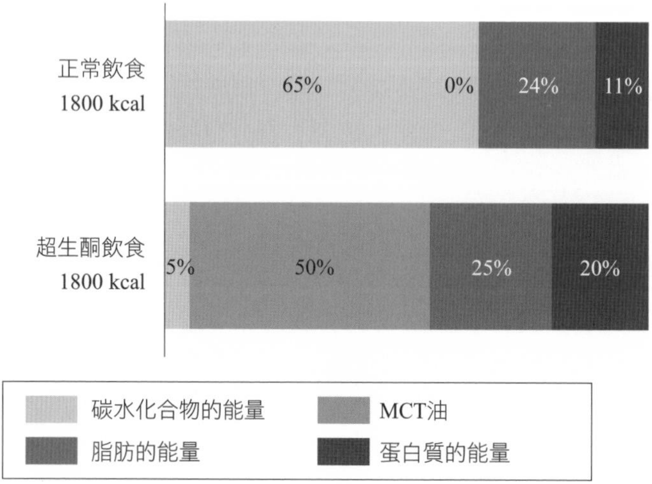

圖表23　能量攝取比例的比較

來源：古川健司〈癌症的營養療法 截斷癌細胞能量來源的生酮飲食療法〉

如果按照這樣的比例，是有可能讓身體在極度限醣飲食中維持足夠能量。在我實行免疫營養生酮飲食的患者當中，其中雖然有體重減輕的例子，卻並非單純消瘦，反而打造出高代謝力的體質。這也是生酮飲食不只是限醣或限制卡路里飲食的最好證明。

前面提到的免疫營養生酮飲食，以及補充維生素D強化後的效果，在第四期癌症治療上將會帶來怎樣的效果？

接下來讓我向各位一一介紹這些令人驚喜的例子。

免疫營養生酮飲食病例

病例一　女性，三十四歲。第四期乳癌術後淋巴轉移及骨轉移

二〇一二年，病患在其他醫院接受乳癌手術。當時為第二期，癌細胞尚未轉移至淋巴。手術後進行了三十次放射治療，並接受荷爾蒙療法。

二〇一四年，檢查出多發性肺轉移，使用三種抗癌藥物進行六個療程，部分緩解（PR）。接下來，使用乳癌復發的抗癌藥物進行四個療程，後因工作因素改使用副作用較低的口服抗癌藥物。

二〇一六年十二月，進入骨轉移的第四期。在十次放射治療後，加入抗癌藥物治療。阻礙血管新生的化療藥物進行投藥後，肺轉移和骨轉移的情況並未消失。

此時，患者讀到我的前作《免疫營養生酮飲食》，於二〇一七年二月前來就診。經檢

查維生素D濃度之後，發現處在僅7ng／ml的超缺乏狀態，開始每天攝取150μg維生素D補充劑，同時嚴格實行免疫營養生酮飲食。

三個月後，血液中維生素D濃度上升至62ng／ml。與此同時，抗癌藥物的效果提高了，腫瘤標記也在正常值。二〇一七年十一月，PET、CT追蹤檢查確認腫瘤都已消失。

二〇一九年七月之後無復發情況，順利重返職場。

【解說】

這名女性所從事的是空服員這種辛苦的職業。在前來找我諮詢之前，已經開始實行生酮飲食。最初三個月的血液中酮體濃度，最高為350μM，之後確認腫瘤消失時的血液中酮體濃度，已經來到了1630μM。但是，將低於1000μM的平均濃度值對照臨床研究結果來看，也並非是讓癌細胞就此消失的酮體濃度值。

由此可知，儘管酮體濃度數值偏低，能像這樣達到完全緩解的結果，應該是來自強化維生素D攝取所導致的癌細胞自體凋亡。推測，原本在90mg／dl的血糖降到70mg／dl之後，稍微截斷了癌細胞的營養來源，因而導致其休眠或凋亡。

病例二 女性，五十八歲。第四期三陰性乳癌術後皮膚及淋巴轉移

二〇一六年二月，針對左乳癌第三B期的術前化療中，以兩種抗癌藥物各自進行四個療程。

二〇一七年五月，患者切除了左乳房及腫瘤周圍的淋巴結。之後雖然實行生酮飲食等輔助療法，術前的血液中維生素D濃度卻僅有16ng／ml，於是搭配一天150μg維生素D補充劑。

術後，服用口服抗癌藥物。然而細胞核內的癌細胞依然強勢增生，最後確診為高惡性的三陰性乳癌。

二〇一八年五月，局部復發，轉移至右腋下淋巴結。同時，維生素D補充劑量提高至一天250μg，隨後血液中維生素D上升並維持在50ng／ml。

同年七月，開始以抗癌藥物及血管新生阻礙藥物進行治療。十一月，PET、CT檢

查確認腫瘤都已消失，達到完全緩解（CR）。

【解說】

這個案例中，術後輔助療法成功搭配了免疫營養生酮飲食，同時補充適量的維生素D。不過，三陰性乳癌的特徵是高惡性，而且會不斷復發。這名女性患者也確實復發了。但在進行超生酮飲食之後，加上持續進行的抗癌藥物治療，半年後即達到緩解狀態。即便是叫人束手無策的三陰性乳癌，透過攝取高劑量的維生素D，也能轉變成對治療有反應的癌症類型。

病例三 女性，四十歲。第四期乳癌術後多發性肝臟轉移

二〇一一年，病患在其他醫院接受乳癌手術。二〇一六年診斷出多發性肝臟轉移，二〇一七年前來就診。血液中維生素D濃度為28ng／ml的不足狀態，實行生酮飲食並搭配服用一天100μg的維生素D補充劑。

三個月後，血液中維生素D濃度上升至56ng／ml。隨後，維生素D補充劑雖減量至一天50μg，血液中維生素D濃度仍維持在47ng／ml的高值。

在治療上，開始進行抗癌劑治療，以及血管新生阻礙藥投藥。由於出現腎功能障礙與高血壓等副作用，改服用副作用較低的口服抗癌藥物，CEA（carcinoembryonic antigen，癌胚抗原）指數上升。於是再變更為乳癌復發的抗癌藥物，並實施十三個療程。

在之後的PET、CT檢查中，肝轉移後聚集的癌細胞全部消失，達到完全緩解（CR）。

【解說】

這位病患搭配了生酮飲食，花費兩年時間才達到緩解。她血液中酮體濃度在最初三個月上升至1142μM，之後徘徊在低值，兩年期間的血液中酮體濃度，只有兩次超過1000μM。即使如此，達到緩解的主要原因，還是在於額外補充維生素D，並將血糖值控制在90mg／dl以下。和病例一的女性患者一樣，阻絕了癌細胞的營養來源。

病例四 男性，四十歲。第四期胰臟癌術後淋巴轉移

二〇一三年十一月，在其他醫院針對胰臟頭部癌進行胰十二指腸及門脈合併切除手術。此時為第二期，術後服用口服抗癌劑。

手術後經過三年十個月皆無復發。但是在二〇一七年十月的CT檢查中，發現有淋巴轉移及腹膜轉移引起的輕度腹水。此外，進入肝臟的門脈內壓力異常增加，靜脈瘤破裂後大量出血，隨即進行輸血。

同年十一月，導入抗癌劑治療。四個療程結束後，病患前來就診，開始實行生酮飲食。診察時發現，血液中維生素D濃度為超缺乏狀態的10ng／ml。一天攝取75μg維生素D補充劑後，半年下來提高至36．2ng／ml。為了到達治療值，增量至一天100μg，控制在正常範圍。

結果，雖然腫瘤標記獲得改善，但因為抗癌藥物的毒性強，於二〇一八年五月更換成另兩種抗癌藥物。

二〇一九年一月血檢結果，確認腫瘤標記正常。同年三月的PET、CT檢查，也確認轉移淋巴結聚集的癌細胞完全消失，達到完全緩解（CR）。

【解說】

這位患者雖然前來就診，並實行生酮飲食療法，卻因抗癌藥物的副作用處在食欲不振的狀態。此外，患者的小腸對於MCT油的吸收不佳，血液中酮體濃度最高就停在節食標準的313μM。

不過，空腹時的血糖都維持在90mg／dl以下。即使沒辦法製造酮體，只限制醣類攝取也有治療效果。反過來說，即使能製造酮體，卻無法抑制血糖，就無法真正阻絕癌細胞的能量來源。

然而，胰臟癌的罹患率幾乎等於死亡率，為目前預後情況最差，而且術後復發率極高的癌症之一。過去即使在我任職的醫院，假如有十位胰臟癌患者，一年後約半數會因為此一疾病過世。但是在維生素D對免疫營養生酮飲食的強化之後，患者的死亡率已低於原本的一半，逐漸達到緩解的病例也愈來愈多。

下一個病例也是其中之一。

病例五 男性，四十九歲。第四期胰臟癌術後局部復發

二〇一五年一月，患者前往其他醫院就診。診斷出已向腹部大動脈浸潤的胰臟頭部癌，進行術前抗癌劑治療的六個療程。腫瘤順利縮小。同年八月，為了保住胃及部分胃出口而進行手術。其後因預防復發服用口服抗癌藥物。

然而，在二〇一七年二月的腹部CT檢查中，確認腹腔動脈周圍復發，而且無法切除。同年三月再次接受抗癌藥物治療，四個療程結束後前來就診。開始實行生酮飲食時，血液中維生素D濃度為19ng／ml的缺乏狀態。在一天攝取100μg維生素D補充劑的三個月後，終於來到30ng／ml正常範圍。

在同年三月的PET、CT檢查中，發現轉移的癌細胞都已消失。治療上則改為副作用較低的口服抗癌藥物。直至二〇一九年八月，癌細胞消失了一年九個月後，確認不會再復發。

【解說】

這位患者雖然同時實行免疫營養生酮飲食，起初的血液中酮體濃度最高卻只有445μM，隨後跌到390μM，從未達到標準值。此外，由於小腸吸收能力差，維生素D濃度遲遲無法達到治療的標準。

即便如此，患者仍然克服了胰臟癌這個難關，並保持在不再復發的緩解狀態。胰臟癌雖令人聞之色變，但患者沒有輕言放棄，這是對抗這個疾病最重要的事。

高齡患者病例

暫且不論我治療癌症的態度，基本上，我並不建議高齡患者實行免疫營養生酮飲食。如果是為了預防失智症或癌症的半生酮飲食還好，為了治療癌症所進行的極端限醣飲食，對高齡者來說反而會造成太大的壓力。

延緩癌症的限醣飲食，以及負擔較低的化學療法，對於餘生可能需要與癌細胞和平共存的高齡者來說，可以說是最好的治療方式。

不過，一旦開始補充可充分支持癌症治療的維生素D，就看得到預後的好轉情況。這不僅延續了許多患者的生命，更不乏成功緩解的例子。接下來我將向各位介紹這些高齡癌症患者的案例。

病例六 男性，八十四歲。第四期大腸癌、直腸癌術後多發性肺轉移

二〇〇七年九月，患者在其他醫院診斷出乙狀結腸癌，並進行乙狀結腸切除手術。二〇一一年三月，針對直腸癌進行切除手術。

二〇一三年九月，發現右肺轉移，進行區域及部分切除，連同腫瘤四周的淋巴結也一併切除。但是，隨後確認轉移至左肺。同年九月，針對左肺轉移進行部分切除手術。隔年二〇一四年十二月，針對左肺轉移實施射頻燒灼術（Radiofrequency ablation，RFA）二〇一五年二月，因右肺轉移實施射頻燒灼術。二〇一六年十一月，針對左肺轉移進行胸腔鏡部分切除手術。

此時，患者已經術後復發五次了。二〇一六年十一月，患者希望實行生酮飲食療法而前來就診。他血液中維生素D濃度雖處在26ng／ml的不足狀態，卻是一般大腸癌患者平均濃度的兩倍。即使術後不斷復發，一再進行手術，卻始終撐了過來，這或許和患者血液中維生素D濃度有關。

患者前來就診之後，開始每天攝取１００μg的維生素D補充劑。三個月後，血液中維生素D濃度上升至41ng／ml，並繼續保持這樣的攝取量。

二〇一七年一月，再度接受針對左肺轉移的射頻燒灼術，直到二〇一九年七月都未曾復發。這當中，並未施以特殊的抗癌藥劑治療，而僅以限醣及補充維生素D來預防復發。

【解說】

患者在實行生酮飲食時，每次食用ＭＣＴ油之後都會感到噁心及胃痛等症狀，於是後來改為單純限醣的飲食。也因此，血液中酮體濃度最高只達到５９８μM。不過儘管只實行到半生酮飲食的程度，對於那樣頻繁復發的癌症，還是能收到難以置信的成效。我認為限醣及強化維生素D攝取是很大的關鍵。

病例七 女性，七十八歲。第四期大腸癌術後腹膜播種

二〇一五年十二月，患者在其他醫院進行直腸癌切除手術。由於是第二期，術後並未施以抗癌劑治療，而是定期追蹤。在術後一年的CT檢查中，腸繫膜出現結節，疑似腹膜轉移。二〇一七年三月經由CT檢查，確認復發，於是前來就診。

由於患者不希望施以抗癌藥劑治療，實行生酮飲食時也無法攝取MCT油，治療處在緩慢的限醣過渡期。患者就診時的血液中維生素D濃度為9ng／ml的超缺乏狀態。於是開始一天攝取150μg的維生素D補充劑，三個月後上升至61ng／ml，減量為一天100μg。至今仍維持在正常範圍。

治療過程中，患者在不使用抗癌藥劑的情況下，僅實施限醣及補充維生素D並進行追蹤。前來就診半年後的CT檢查中，確認腹膜轉移結節已全部消失。直到二〇一九年七月都未復發。

【解說】

雖然患者是因希望實行生酮飲食而來就診，卻排斥攝取MCT油，僅實行了限醣及補充維生素D。因此，血液中酮體濃度難以達到治療標準。所幸，血液中維生素D濃度提高並維持在正常範圍，提升了免疫功能，也促進癌細胞凋亡。

由此一病例可知，強化攝取維生素D在胰臟癌和直腸癌治療上具有同樣強大的效果。

病例八 女性，八十歲。第四期胰臟體部癌肝臟轉移

患者胰臟癌的腫瘤標記於二〇〇八年數值升高，在定期的血液檢查及醫學影像檢查追蹤下，二〇一五年十二月，透過CT檢查發現胰管擴張，於是進入大學醫院檢查，確認胰臟本體出現10mm大的黏液型腫瘤與肝轉移。

患者在進行內視鏡逆行性膽胰管造影術之後，因失智症而自行拔除體腔內貯積液體的引流管。因此，以手術等方式積極治療變得相當困難，此時遭宣告僅剩下三個月的生命。

就在此時，患者來到我任職的醫院就診。一般來說，胰臟癌的化療會造成患者體力

上相當大的負擔，因此在檢測血液中維生素Ｄ，確認為16ng／ml的缺乏症之後，開始一天攝取１５０μg的維生素Ｄ補充劑，同時進行對患者負擔較輕的抗癌藥劑及腫瘤熱療法（Hyperthermia Therapy）。

三個月後，血液中維生素Ｄ濃度上升至58ng／ml，於是補充劑減量至每天１００μg。隨後都維持在30ng／ml以上的正常範圍。

接受抗癌劑治療後，改為隔日服用且副作用較低的口服抗癌藥物。患者從前來就診已經過三年，胰臟癌及失智症的疾病進程極為緩和。

【解說】

這位高齡女性患者目前居住在失智症老人團體家屋中，無須承受癌症的疼痛折磨，安心地度過餘生。飲食上的限醣措施，也在患者家族的協助下，從網上購得減醣麵包，讓患者能在不感到壓力的情況下繼續實行飲食療法。

雖然並未攝取ＭＣＴ油，血液中維生素Ｄ濃度依然維持在正常範圍。由此可知，維生素Ｄ對胰臟癌有相當大的功效。

病例九 女性，八十七歲。第四期肺炎術後復發

二〇一三年，十一月，患者在健康檢查中透過胸部X光檢查發現異常。前往鄰近醫院深入檢查後，確診為肺腺癌。同年十二月，接受右肺部分切除及癌細胞周圍淋巴結切除手術，之後以口服抗癌藥物治療。但是，二〇一四年五月的CT檢查中，發現隔開左右肺葉的縱膈腔處，以及右肺淋巴結的腫瘤增大，確認腫瘤標記上升。

此外，在PET、CT檢查中也發現右鎖骨下及右肺的淋巴結中癌細胞聚集，確認復發，並於同年以毒性較低的單劑繼續治療。

儘管如此，腫瘤標記仍緩慢上升，結束十六個療程後的二〇一五年九月，在PET、CT檢查中發現淋巴結轉移情形更形惡化，左腎上腺也出現癌細胞聚集。兩次治療雖建議使用其他抗癌藥劑，但因患者已高齡八十七歲，希望避免積極治療，並以緩和症狀為目的來進行治療。此時，醫師向家屬宣告患者僅剩不到半年的生命。

患者及其家屬希望接受副作用更少的治療，於同年十二月前來就診。我避免對患者實

行嚴格的生酮飲食，而是以50%的限醣飲食為主，並以副作用較低的口服抗癌藥物進行時間差療法（chronotherapy，癌細胞的分裂與增殖通常在夜間較活躍，透過夜間服用抗癌劑等方式，配合生理時鐘的治療方式）。

之後，檢測血液中維生素D濃度，確認為19 ng／ml的缺乏症狀態。每天攝取150µg的維生素D補充劑，三個月後改善為50 ng／ml。此時，腫瘤標記的數值維持不變，淋巴結轉移也停在輕度的惡化狀態。

二〇一七年十月，患者因胸水壓迫導致呼吸困難，住院治療。進行胸腔引流及肋膜黏連術後，症狀趨於穩定，轉入安寧病房照護。五天後的同年十一月上旬，平靜地離世，享年八十九歲。

【解說】

在這個病例中，患者儘管在其他醫院被宣告只剩不到半年的壽命，最後仍存活了兩年二個月。而且這兩年多並非臥病在床，甚至在被宣告不久於世後一段時間的二〇一六年秋天，在繼女的陪同下回到想念的家鄉北海道。隨後進行了一趟溫泉小旅行，也在市區的購物中心逛街，直到生命的盡頭都過著朝氣十足的生活。

患者透過緩和的限醣及改善維生素D缺乏症，有效回復了免疫機能，因此得以豐足安詳地度過人生最後的兩年。

第五章

「雲霄飛車式血糖」的恐怖

擅自進行「生酮飲食」和「超生酮飲食」的危險性

我在前一章介紹了許多癌症第四期患者的案例，他們透過免疫營養生酮飲食以及強化維生素D的攝取，成功對抗了難以治癒的各類型癌症。

而加入酮體抗腫瘤效果的化學療法，能夠縮小可能發生遠隔轉移的腫瘤，盡可能將其保持在可手術的狀態，這一直是我從事癌症治療的基本態度。同時，我也將強化維生素D的攝取視為治療過程中的一大支柱，開闢出更和緩的根治之道。

不過，在此我要請各位務必留意。

關於前面提到的免疫營養生酮飲食療法中，50％限醣飲食及半生酮飲食雖然有助改善許多現代疾病，並可打造健康體質。然而80％限醣的「生酮飲食」及95％限醣的「超生酮飲食」，則是為了治療癌症而嚴格限制的飲食療法。

因此，在實行這類極端的限醣飲食時，不只要接受生酮飲食營養師的營養指導，也必須定期檢查血液及尿液中的酸性程度，以確認是否罹患酮酸血症。

特別是癌症治療，必須有一定程度的心理準備要長期治療。即使是實行嚴格的生酮飲食療法，也需要持續一段時間，我認為原則上都要一～三年時間的長期抗戰。也只有這樣，才能從醫師的專業角度為患者一一排除以酮酸血症為首的相關副作用。

那麼，一般人如果在不仰賴醫療專業的情況下，以個人判斷來實行極端的限醣飲食，會發生怎樣的情況？

接下來，我將向各位介紹其中一個案例。

極端限醣的危險性

二〇一六年二月六日，一名剛滿六十二歲的男性於飯店房間猝死。死者為知名作家H先生。

H先生於二〇一〇年確診罹患糖尿病。診療時的空腹血糖值為215mg／dl，不只遠遠超出正常值（110mg／dl），在糖尿病指標HbA1c（glycated hemoglobin，糖化血色素）中則呈現遠高出6．5％的9．4％。他的體重將近九十公斤，血壓也超過200

mmHg，已經是相當嚴重的高血壓。

於是，H先生開始了極端的限醣飲食。他戒掉了所有喜歡吃的碳水化合物，主食全部由肉類、魚及豆腐等蛋白質替代。他很愛好杯中物，但也一律改喝無糖的酒精飲品。

這麼做很快就看到了效果。H先生的體型明顯變瘦，三個月後，他成功減重15kg；空腹血糖值也從原本高於200mg／dl，減半來到93mg／dl的正常值。

H先生擺脫了危機，神清氣爽的，召集了許多和過去自己一樣飽受肥胖及糖尿病苦惱的中年男性們，成立了「大叔減重社團」，並在定期聚會中，一邊啜飲無糖酒精飲品，一邊品嚐零碳水化合物的美味餐點，享受在無需忍受餓肚子的減重生活中。

H先生描寫自身減重經歷及該社團相關活動的著作頓時成為暢銷書，他本人也一躍成為掀起限醣熱潮的話題人物。在此之際，許多醫界人士與料理研究家紛紛跟進出版了限醣相關書籍。

但是，H先生所點燃的限醣減重法熱潮，也在他的猝死下，成為仿效民眾的一記警鐘。許多專家學者否定了H先生的死因和限醣有關，但另一方面也認為，長期實行極端的限醣飲食確實有其風險。

那麼，H先生既然透過了限醣找回健康人生，到底為什麼會猝死呢？

接下來我要介紹的是「雲霄飛車式血糖」（Glucose Spike）這個名詞。

難以察覺的雲霄飛車式血糖＝血糖值尖峰

雲霄飛車式血糖也被稱作「血糖值尖峰」，指的是飯後血糖值急遽上升超過正常範圍的尖峰值現象。雲霄飛車式血糖這個詞彙，在二〇一六年十月八日NHK播出特別節目《「血糖值尖峰」危險！》（「血糖値スパイク」が危ない）後開始受到注目。該節目中也指出，過度減重是引起血糖飆升的主要因素。其原因接下來我會為各位一一說明。

過度的減重不只消耗脂肪，將血液中葡萄糖轉為肌糖原（muscle glycogen）的肌肉量也會減少。因此，血液中的葡萄糖無法充分為肌肉吸收而殘留在血液中。結果導致血糖值急遽上升，引起雲霄飛車式血糖等症狀。

然而，血糖的飆升並沒有外顯症狀，我們自己是無法察覺的。加上它擁有以下特徵，很容易長時間被人們所忽視。

①健康檢查時空腹血糖值正常。

②只有飯後血糖值在短時間急遽上升，之後又回到正常值。

③因此，無論是全身健康檢查或一般健康診察都不會發現異常。

這也意味著，雲霄飛車式血糖症狀不只存在於罹患糖尿病或糖尿病預備群之中，也會發生在並未診斷出糖尿病的人身上。

一般人在用餐後，食物中的糖分會經由腸道吸收進入血液，導致血糖值上升。而如果在餐後兩小時之內，血糖值急遽上升超過140mg／dl，隨後又急速下降，即可判斷發生「雲霄飛車式血糖」的現象。以日本人來說，大多在第2型糖尿病發病前或開始發病不久，會出現這種血糖飆升的情況。

令人擔心的是，雲霄飛車式血糖會導致各種疾病，目前已經確認會引發的疾病包括：

腦中風、心肌梗塞、癌症、失智症、糖尿病、視網膜病變……

而且在這些疾病出現症狀之前，血糖急遽飆升也會對身體產生有害的影響。

世界性糖尿病組織國際糖尿病聯盟（International Diabetes Federation，IDF）在其整理歸納的「飯後血糖值相關管理指南」中，提出了這樣的警告：

「飯後及負荷後高血糖是大血管病變的獨立危險因子。」

也就是說，當血糖飆升情形一再發生，不僅是動脈硬化的先兆，也提高了心肌梗塞及腦中風等重大疾病的發病風險。

另一方面，對於罹患第2型糖尿病的高齡者來說，血糖持續飆升，也被認為會導致認知功能更趨惡化。

那麼，H先生的猝死和雲霄飛車式血糖有什麼關聯呢？

以下是二〇一七年一月，我在第二十回日本病態營養學會年度總會上發表的臨床研究數據，根據這些數據，可以讓各位更接近這個問題的答案。

臨床研究案例

我的臨床研究對象，都是當時接受過一般療程卻沒有成效的癌症第四期患者，總共十一人。其中包括大腸癌五人、乳癌四人、胰臟癌二人。所有人都未罹患糖尿病，並於二〇一五年一月開始，實行免疫營養生酮飲食與抗癌藥物治療達一年以上。

在免疫營養生酮飲食的階段，是由脂肪與非脂肪（醣類、蛋白質）的重量比所呈現的「酮體比」，為「1・4：1」，這約等同於80％限醣生酮飲食。這些患者在結束抗癌藥物治療後，仍繼續實行生酮飲食。

患者的平均年齡為五十七・六歲、平均體重為52・9kg，身體質量指數BMI（體重／身高的平方）平均為二〇・九，均為標準體格。

我首先針對這十一位患者，進行以下五個項目的檢查：

①血壓

②心電圖

③baPWV（肱踝脈波傳導速率檢查）及ABI（踝肱血壓比值）

④脂肪代謝

⑤葡萄糖耐受性

③baPWV指的是，針對血液從心臟打出來，透過動脈波傳導至四肢的脈波流速檢測。數值愈高，表示動脈硬化程度愈厲害。ABI則是動脈硬化檢查指標，可檢測腳的動脈血管阻塞程度。

④脂肪代謝可以表現出總膽固醇、中性脂肪、LDL（壞）膽固醇、HDL（好）膽固醇的變化。

⑤的葡萄糖耐受性（impaired glucose tolerance，IGT）則是人體攝取葡萄糖時，保持在固定血糖值的能力。

病例	高血壓（治療開始1年後）	baPWV（右／左）血管硬化程度	ABI（右／左）足部血管阻塞程度	心臟超音波檢查／頸部超音波檢查
1	無	1315／1289 標準範圍	1.16／1.25 正常	（－）
2	高血壓	2424／2278 硬化	1.12／1.16 正常	有
3	無	1455／1479 標準範圍	0.94／0.99 正常	有
4	無	1274／1311 標準範圍	1.06／1.06 正常	（－）
5	無	1773／1772 輕度硬化	1.10／1.06 正常	（－）
6	無	1488／1592 標準範圍	1.17／1.18 正常	（－）
7	無	1773／1809 硬化	1.19／1.13 正常	（－）
8	（－）	1107／1150 標準範圍	1.04／1.01 正常	（－）
9	無	1216／1288 標準範圍	0.97／1.10 正常	（－）
10	無	1351／1278 輕度硬化	1.10／1.15 正常	（－）
11	無	1112／1113 柔軟	1.08／1.08 正常	（－）

圖表24　癌症患者搭配生酮飲食治療1年後的數據

來源：古川健司〈針對第四期復發患者持續1年以上的生酮飲食之後，探討對血液循環和葡萄糖耐受性所造成的影響〉

上方圖表24為十一位患者開始進行治療一年後的數據整理。

從血壓變化可以看出來，一位確認有高血壓，四位有輕微的動脈硬化。但是從檢測血管阻塞程度的ABI數據來看，所有人都在正常範圍。即使照心電圖檢查，這些已經實行一年生酮飲食的患者也並未出現任何異常。根據以上結果顯示，免疫營養生酮飲食造成動脈阻塞的風險很低。

此外，關於空腹時血糖及HbA1c的變化，透過持續實行生酮飲食，各自都獲得了改善。

另一方面，表格中並未列出一件事，即所有患者的體重在最初三個月平均減輕6．4%，之後幾乎都沒有復胖，一年後平均減輕6．8%。

在脂肪的變化上，總膽固醇從平均211．9mg／dl降至194．4mg／dl；中性脂肪從79．0mg／dl減少至64．1mg／dl。由於兩者僅在標準範圍內變動，在統計上並非有意義的差距。

此外，清除了黏附在血管壁的膽固醇之後，運送至肝臟的HDL膽固醇，從平均80．4mg／dl小幅降至76．9mg／dl；而將貯存在肝臟中的膽固醇運往全身的LDL膽固醇，從90．7mg／dl降到81．6mg／dl。從數字上看來都獲得了改善，但還是在標準範圍內的變動，在統計上並非有意義的差距。

接下來，一九〇頁的圖表25，針對前述十一位患者在動脈硬化與葡萄糖耐受性的檢測結果，將血液中酮體濃度平均值由高至低依序排列。

在胰島素抗性檢測HOMA-IR數值上，所有人都正常。不過，一天攝取醣類20g以下、血液中酮體濃度平均高於900μM的「超生酮飲食族群」七人當中，三人出現輕度動脈硬化現象（根據baPWV檢測結果），這三人在檢測胰島素分泌能力的HOMA-β（胰臟β－

順位	病例	平均酮體值（μM）	L／H比	baPWV	ABI	HOMA-β（%）		HOMA-IR	
1	10	1562	1.7	輕度硬化	正常範圍	21.2	胰島素分泌低下	0.46	正常
2	9	1504	0.6	標準範圍	正常範圍	3.35	胰島素分泌低下	0.3	正常
3	6	1296	1.1	標準範圍	正常範圍	70.4	正常	1.06	正常
4	7	1043	0.9	硬化	正常範圍	18.0	胰島素分泌低下	0.42	正常
5	4	954	（－）	標準範圍	正常範圍	68.8	正常	0.34	正常
6	2	910	1.6	硬化	正常範圍	20.1	胰島素分泌低下	0.87	正常
7	8	900	1.0	標準範圍	正常範圍	41.7	正常	0.45	正常
8	11	637	0.9	柔軟	正常範圍	19.3	胰島素分泌低下	0.6	正常
9	3	504	1.3	標準範圍	正常範圍	37.0	正常	1.17	正常
10	1	414	1.4	標準範圍	正常範圍	109.9	正常	1.66	正常
11	5	310	（－）	輕度硬化	正常範圍	87.2	正常	1.25	正常

圖表25　癌症患者的酮體值與動脈硬化・葡萄糖耐受性

來源：古川健司〈針對第四期復發患者持續1年以上的生酮飲食之後，探討對血液循環和葡萄糖耐受性所造成的影響〉

細胞分泌指數）數值也比全體更低下。

極端限醣的優點和缺點

透過以上針對生酮飲食導致動脈硬化風險的研究數據，每天攝取醣類低於20g的極端限醣飲食，容易造成HOMA-β（胰島素分泌能力）檢測數值低下。

因此在極端限醣飲食上，可以依據實行時間長短，列出以下的優缺點：

短時間實行的效果＝體重減輕、降低血糖值與HbAlc、降低中性脂肪、改善HDL膽固醇等等。

長時間實行的缺點＝加速動脈硬化、增加心血管疾病死亡風險、胰島素分泌能力降低等等。

因此，我試著進行以下的實驗。

我挑選了一天攝取糖分20g以下超生酮飲食群中已確認動脈硬化的一位患者（病例2），以及一天攝取糖分40g以下（早期的區分）生酮飲食群中無動脈硬化的一位患者（病例一），讓兩人攝取藥用葡萄糖，證明是否會發生血糖飆升的現象。

結果顯示，無動脈硬化的生酮飲食患者並未出現血糖飆升情形；而確認動脈硬化並實行超生酮飲食患者，由於胰島素分泌能力遲緩，明確發生了血糖飆升的情況。

具體來說，後者在服用葡萄糖後的九十分鐘內血糖飆升，血糖值超過了200mg／dl，兩小時後，血糖值仍高於140mg／dl。

這顯示出，**對於持續嚴格限醣的人來說，偶爾攝取正常分量的醣類，血糖飆升的風險較高**。

左頁圖表26中，我將超生酮飲食群中的三人（除了前文中一人，再追加病例七和九），與生酮飲食群中一人進行比較，觀察他們在攝取藥用葡萄糖後飯後血糖值的上升情形。結果發現，超生酮飲食群明顯發生血糖飆升現象。

左頁圖表27中，則是同樣四位受試者在胰島素數值上升的比較。相較於生酮飲食群的一人，其他超生酮飲食群的三人在胰島素分泌上顯得相當緩慢。

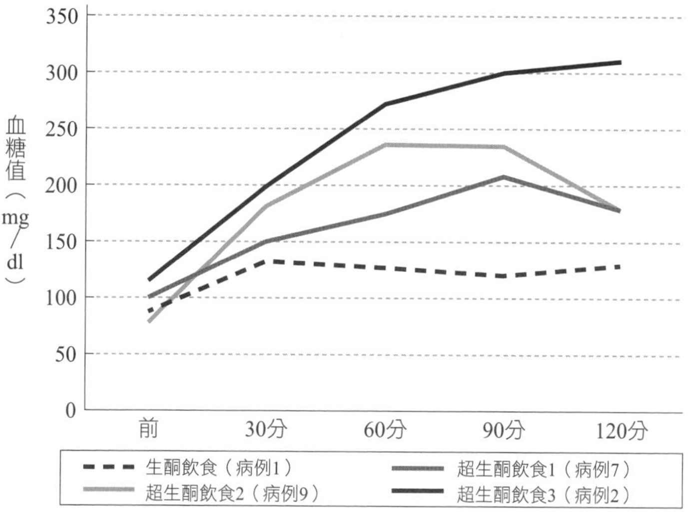

圖表26　攝取口服葡萄糖液的飯後血糖值上升之比較

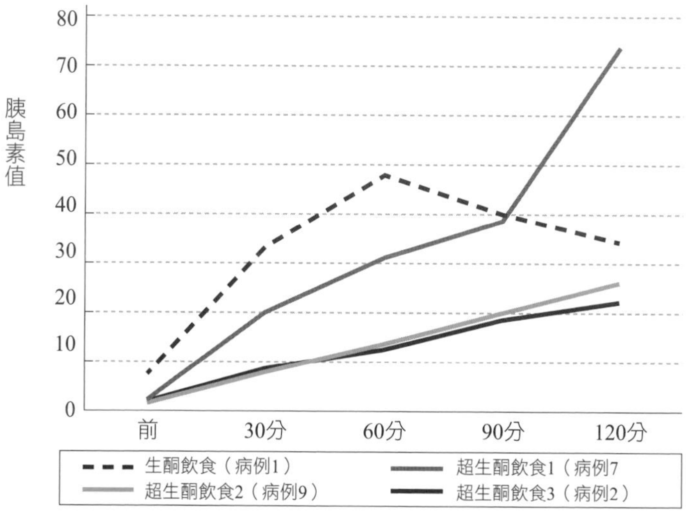

圖表27　胰島素上升之比較

來源：古川健司〈針對第四期復發患者持續1年以上的生酮飲食之後，探討對血液循環和葡萄糖耐受性所造成的影響〉

換句話說，由這些研究可以看出，**極度限醣會導致血管損傷，並引起動脈硬化，長期下來，可能引發腦中風或心肌梗塞等猝死風險。**

國際臨床研究案例

事實上，也有一些國際臨床研究報告指出，除了極度限醣，長期以動物性脂肪與動物性蛋白質為主食的人，死亡風險都偏高。

美國哈佛大學研究團隊以十三萬人為受試對象，展開二十～二十六年的大規模飲食習慣調查，發現以動物性脂肪、動物性蛋白質為主的限醣飲食族群中，因癌症或心血管疾病而死亡的人數增加了；而以植物性脂肪、植物性蛋白質為主的限醣飲食族群則較為長壽。

確實，大部分富含動物性蛋白質與脂肪的料理，尤其是炸物，會使得作為血液流暢指標的血液黏度漸趨惡化，阻礙血流，並導致血管受損。

此外，即使是使用植物油油炸的食品，也很難說對健康有益，因為癌症的發生來自攝取過多的過氧化脂肪。

根據前面的說明，讓我們再回到H先生的猝死。

H先生長期實行極端的限醣飲食，可能並未定期檢測血液的酸性程度，在我看來，這是心臟衰竭的最大危險因子。而且，H先生在個人判斷下僅僅控制碳水化合物的攝取，很可能因而攝取了大量的動物性脂肪及蛋白質。

因此，若突然攝取醣類，就會發生雲霄飛車式血糖的現象。反覆下來，在渾然未覺下，加速了動脈硬化症狀的惡化，直到有一天突然心肌梗塞……

無論如何，我認為H先生的猝死，來自非專業人士判斷下極端限醣所產生的悲劇。

避免雲霄飛車式血糖的肝醣超補法

那麼，對於因治療癌症而實行特殊嚴格的限醣飲食，也就是免疫營養生酮飲食與超生酮飲食療法的患者來說，到底該如何避免發生血糖飆升的情況呢？

讓我們再回到一九〇頁的圖表25。

如同先前所提到的，這十一位參加臨床研究的患者的HOMA-IR，也就是胰島素抗性指數，全都呈現正常值。

當我們身體長期不需要胰島素，分泌胰島素的胰島β細胞功能就會逐漸衰退，如此一來，便容易導致糖尿病的發生。

為了避免發生這種情況，我會建議實行生酮飲食的患者每週進行一次肝醣超補法（Carbohydrate loading），也就是**刻意攝取碳水化合物**。

但是，不是只進行肝醣超補法就好。除了前一天晚餐要減量，也要盡可能在進行肝醣超補法的前後進行大約十五分鐘的運動。

更詳細的說明可見前作《免疫營養生酮飲食》，這是為了讓身體所吸收的葡萄糖，在癌細胞之前優先提供給正常細胞使用的方法。

一般來說，只要血糖值沒有出現極端的變化，可以自由攝取80 g以內的碳水化合物。當然，在攝取碳水化合物之前，先行攝取沙拉等具食物纖維的食物，也是避免出現血糖飆升症狀的方法。

在持續的極端限醣飲食中，加入搭配運動的肝醣超補法，可以改善胰島素分泌能力，並有助於預防動脈硬化。

如一九〇頁的圖表25所示，十一位患者中有五人出現胰島素分泌能力低下的情況。而幾乎就在這範圍當中，有三人發現了動脈硬化及輕度動脈硬化。

這些患者在每週一次約一小時的運動後進行肝醣超補法，效果立現。五個月後，幾乎所有患者的胰島素分泌能力均獲得改善。原本動脈硬化的患者轉為「輕度硬化」，而「輕度硬化」患者則轉為「正常範圍」。

近年來，大眾逐漸注意到限醣的優點，不過對於想要持續實行限醣飲食的人來說，也必須了解其中的缺點及改善之道。

所幸，最近市面上已在販售可自我檢測血糖值的血糖機，可以輕鬆檢測自己的血糖值，確認是否出現血糖飆升的情形，各位不妨好好利用。

在飲食上抒發壓力的重要性

食欲是人類所擁有的三大欲望之一。如果持續忍受飢餓、無法吃喜歡吃的食物，長期下來，無法被滿足的欲望會愈來愈強烈，不管是誰都會因此承受很大的壓力。

前面提到每週一次的肝醣超補法，就有助於釋放這些壓力。此外，接受生酮飲食營養師的指導，加上滿足味蕾的生酮飲食食譜，我認為也有助於減輕患者的心理壓力。

即便如此，持續執行嚴格的限醣飲食，一般來說以兩年為上限。如同我在前文所提到的，針對癌症治療的免疫營養生酮飲食，原則上也是以三年為期來進行長期作戰，而肝醣超補法和豐盛的生酮飲食食譜都是讓患者能持續作戰的後援。

餘蔭效應

另一方面，我之所以提出三年長期作戰還有一個理由，也需要向各位清楚說明。

「UKPDS實驗」（UK Prospective Diabetes Study）是一項具有前瞻性的糖尿病研究。這是針對第2型糖尿病，確認血糖控制與併發症之間關聯性的長期大規模實驗。而這項研究由英國展開，確認了以下的研究結果：

確診糖尿病之後，立刻對患者展開積極治療，不只能長期維持治療效果，還可以減

少心肌梗塞和腦出血等疾病的死亡率。

簡單來說，如果從早期就開始嚴格控制血糖，並持續至少十年以上，後續十年的追蹤也都能控制在良好的血糖值範圍。

這被稱作「餘蔭效應」（Legacy Effect，長期且有效的影響）。我對生酮飲食所抱持的期待，就是這樣的「餘蔭效應」。

因此在糖尿病的相關飲食療法之中，生酮飲食頗為重要。在我的臨床研究中，透過大約持續三年的生酮飲食，人體的能量代謝會逐漸從葡萄糖依存型轉成酮體依存型。

透過這種療法，患者會變成代謝率高的「混合動力人體」，之後即使是緩和的限醣，患者的身體仍然可以利用酮體所產生的能量。

覺悟的必要

不過，儘管已經定期進行肝醣超補法，並搭配許多限醣食譜，三年的長期作戰依舊有壓力。

這也表示，患者在實行免疫營養生酮飲食的時候，必須抱著一定的覺悟與意志力，避免實行不徹底的生酮飲食。如果患者本身沒有意願、決心接受這項治療，而是在家人勉強下才實行，將難以出現令人期待的成效。

而在第四期患者之中，也有案例因為無法吃自己喜歡的食物而過世。

不過在現實情況中，我所有的患者裡面也只有不到五成實行免疫營養生酮飲食，因為要做出這個決定並不容易。

至於該如何減輕那不到五成的患者的心理壓力，這就是身為醫師的我必須承擔的重要責任。

人類無法獨自生存。所謂豐足的人生，意指人們在良好的人際關係往來中，不會產生壓力或疑慮。

即便是第四期的患者，也要過上豐足的人生。倒不如說，人們在罹患癌症之後，反而更在意人際間的豐足特質。這也表示，我們沒有必要因為治療而犧牲了自己所重視的人際關係。

我在前面提到每週一次的肝醣超補法，換句話說就是「放縱日」（cheat day，享用喜愛食物的日子）的必要性。在這一天和家人或朋友聚餐，即可消除一整週治療過程中的莫大壓力。

一邊和親友談話、一邊享受食物，心情也會不自覺地愉悅起來。這時，如果沒時間進行充分的運動，可以攝取能抑制飯後血糖值上升的保健品Meta-Barrier S（FUJIFILM），或是在下一餐中減少攝取碳水化合物。

要如何達到沒有壓力的治療過程？在患者簡單而長期治療的日子裡，該如何讓他們展露笑顏、過得豐足呢？我強烈認為，這是今後癌症治療上仍須努力的一大目標。

而我們所累積的過度的壓力，也恰好是導致維生素D缺乏症的主要原因之一。

結語

醫療費用高漲拖累了日本經濟的情況，如今已不需要再多做說明。

根據厚生勞動省於概算醫療費的統計結果「平成二十九年度（二〇一七）醫療費動向」所顯示，同年度醫療費（一年中就診民眾付給醫療機關的金額）為歷史上新高的四十二．二兆日圓，比起前年增加近一兆日圓。

目前高齡人口的醫療費已攀升到勞動人口的四倍之多，人生百年的超高齡社會轉眼已經來到，如何延長國民的健康壽命，是國家必須盡早擬訂的方針之一。

為了因應此一現象，日本政府陸續推出各項政策，包括《食育基本法》（二〇〇五年）《癌症對策基本法》（二〇〇六年）《過敏性疾病預防基本法》（二〇一四年）《腦中風．心血管疾病對策基本法》（二〇一八年）……

在二〇二〇年，修正了「日本人飲食攝取標準」，除了預防高血壓、糖尿病等生活習慣病的重症化，也包含防止高齡者的低營養及衰弱症（frailty，指老年人身心衰弱狀態）等政策制定。

但是，在醣類攝取過多、維生素D缺乏和不正常的生活作息影響下，癌症、糖尿病和過敏症等疾病的患者日漸增加，對此，這些政策可說幾乎幫不上忙。原因在於，政策本身並不具備具體且可實踐的實質內容。

例如《食育基本法》，目的在向孩童宣導關於食物的正確知識，以及適當的飲食習慣，旨在預防疾病並延長健康壽命。然而，因為醫療人士與醫學界並未積極推動，導致相關疾病未能有效獲得預防。

此外，日本人嚴重缺乏維生素D的問題也浮出檯面，儘管日本政府自二〇二〇年起將維生素D最低攝取標準從5．5μg提高到10μg，但這點程度在預防、改善疾病上根本沒有實質上的幫助。

於是，我在對這些沒有實質意義的政策感到失望之際，決定獨自展開癌症的支持療法——免疫營養生酮飲食，這是以預防疾病為目的、溫和的限醣飲食。

起初，大多數醫界人士都對此抱持著相當冷淡的態度。但是在我逐漸累積治療成果之後，終於漸漸獲得認同。

我永遠難忘二〇一七年一月，我在日本病態營養學會的年度總會進行生酮飲食成效發表之後，東邦大學醫學中心大森醫院營養部門的古田雅營養師朝我走來，他對我說：「我們醫院消化器中心的島田（英昭）教授表示，務必要在治療中導入生酮飲食療法。能夠向您請教相關事務嗎？」

這讓我大吃一驚。這些權威又富有實績的醫界人士，也開始關注起我所推廣的生酮飲食成效。

很快地，我收到了來自島田醫師的電子郵件。之後，大森醫院營養治療中心教授鷲澤尚宏醫師也寫信給我，表示「希望引進免疫營養生酮飲食」。

同一時期，癌症飲食療法權威丸山道生醫師（田無醫院院長）就任東邦大學醫學中心大森醫院的客座教授。臨床營養實踐會理事長足立香代子醫師也認同此一療法，決定攜手共同研究、開發適合癌症治療的特殊生酮飲食療法的醫療環境。

同年五月，「東京生酮腫瘤學研究會」成立。所謂生酮腫瘤學（Keto Oncology），是將生酮的「Keto」，加在腫瘤學「Oncology」前面的造字，是基於生酮的生理作用來研究腫瘤的新醫學領域。

現在，東京生酮腫瘤學研究會每個月都會召開學習會，一方面培養可指導病患實行免疫營養生酮飲食的營養師，一方面為了前往各醫療機關進行臨床研究，支援倫理委員會的申請手續。

我從二〇一五年起，開啟了治療癌症的特殊生酮飲食療法臨床研究，不知不覺間過了整整四年的時間。回過神來，我的做法獲得了許多醫界人士的認同，我也成為許多研究的共同研究者。

在癌症的治療上，生酮飲食和維生素D所帶來的成效已為人所知，再加上許多研究者緊密的合作，或許在不久的將來，癌症會變成並不致死的疾病。

我如此深切地相信著。

※血液中維生素D（25-OH維生素D）濃度的檢測，可以在進行骨質密度檢查時同步檢測，或是在全身檢康檢查項目表中選擇抽血檢測。

國家圖書館出版品預行編目資料

生酮飲食X維生素D，打造最強癌症療法/ 古川健司作；周奕君譯. -- 初版. -- 新北市：世茂出版有限公司, 2021.08
面； 公分. -- (生活健康；B492)
ISBN 978-986-5408-58-9(平裝)

1.癌症 2.健康飲食 3.保健常識

417.8 110007757

生活健康B492

生酮飲食X維生素D，打造最強癌症療法

作　　者 / 古川健司
譯　　者 / 周奕君
主　　編 / 楊鈺儀
責任編輯 / 陳墨南
封面設計 / 林芷伊
出 版 者 / 世茂出版有限公司
負 責 人 / 簡泰雄
地　　址 / (231)新北市新店區民生路19號5樓
電　　話 / (02)2218-3277
傳　　真 / (02)2218-3239（訂書專線）
劃撥帳號 / 19911841
戶　　名 / 世茂出版有限公司
單次郵購總金額未滿500元（含），請加60元掛號費
世茂網站 / www.coolbooks.com.tw
排版製版 / 辰皓國際出版製作有限公司
印　　刷 / 傳興彩色印刷有限公司
初版一刷 / 2021年8月

ＩＳＢＮ / 978-986-5408-58-9
定　　價 / 320元

《VITAMIN D TO KETON SHOKU SAIKYO NO GAN CHIRYO》

Original Japanese edition published byKobunsha Co., Ltd.
Traditional Chinese translation rights arranged with Kobunsha Co., Ltd. through AMANN CO., LTD.

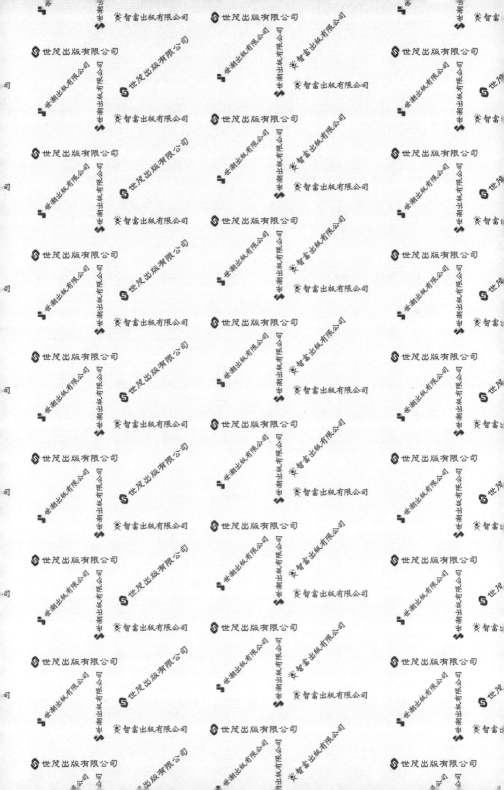